Ratgeber Einnässen

Ratgeber
Kinder- und Jugendpsychotherapie

herausgegeben von
Prof. Dr. Manfred Döpfner, Prof. Dr. Gerd Lehmkuhl
Prof. Dr. Franz Petermann

Band 4

Ratgeber Einnässen

von

Alexander von Gontard
und Gerd Lehmkuhl

Hogrefe · Verlag für Psychologie
Göttingen · Bern · Toronto · Seattle

Ratgeber
Einnässen

Informationen für Betroffene, Eltern, Lehrer und Erzieher

von

Alexander von Gontard
und Gerd Lehmkuhl

Hogrefe · Verlag für Psychologie
Göttingen · Bern · Toronto · Seattle

Prof. Dr. med. Alexander von Gontard, geb. 1954. Seit 2003 Professor für Kinder- und Jugendpsychiatrie und Direktor der Klinik für Kinder- und Jugendpsychiatrie und Psychotherapie der Universitätskliniken des Saarlandes.

Prof. Dr. med. Gerd Lehmkuhl, geb. 1948. Seit 1988 Professor für Kinder- und Jugendpsychiatrie und Direktor der Klinik und Poliklinik für Psychiatrie und Psychotherapie des Kindes- und Jugendalters zu Köln.

Bibliografische Information Der Deutschen Bibliothek

Die Deutsche Bibliothek verzeichnet diese Publikation in der Deutschen Nationalbibliografie; detaillierte bibliografische Daten sind im Internet über http://dnb.ddb.de abrufbar.

Wichtiger Hinweis: Der Verlag hat für die Wiedergabe aller in diesem Buch enthaltenen Informationen (Programme, Verfahren, Mengen, Dosierungen, Applikationen etc.) mit Autoren bzw. Herausgebern große Mühe darauf verwandt, diese Angaben genau entsprechend dem Wissensstand bei Fertigstellung des Werkes abzudrucken. Trotz sorgfältiger Manuskriptherstellung und Korrektur des Satzes können Fehler nicht ganz ausgeschlossen werden. Autoren bzw. Herausgeber und Verlag übernehmen infolgedessen keine Verantwortung und keine daraus folgende oder sonstige Haftung, die auf irgendeine Art aus der Benutzung der in dem Werk enthaltenen Informationen oder Teilen davon entsteht. Geschützte Warennamen (Warenzeichen) werden nicht besonders kenntlich gemacht. Aus dem Fehlen eines solchen Hinweises kann also nicht geschlossen werden, dass es sich um einen freien Warennamen handele.

© by Hogrefe-Verlag, Göttingen • Bern • Toronto • Seattle 2004
Rohnsweg 25, D-37085 Göttingen

http://www.hogrefe.de
Aktuelle Informationen • Weitere Titel zum Thema • Ergänzende Materialien

Abbildungen: Klaus Gehrmann, Koblenz; www.neuebildwelten.de
Satz: CeZet, 38173 Erkerode/Reitling
Druck: Schlütersche Druck GmbH & Co. KG, 30851 Langenhagen
Printed in Germany
Auf säurefreiem Papier gedruckt

ISBN 3-8017-1454-3

Zielsetzung des Ratgebers

Dieser Ratgeber informiert über verschiedene Erscheinungsformen, die Ursachen, den Verlauf und die Behandlungsmöglichkeiten beim Einnässen. Die Informationen richten sich überwiegend an Eltern, können jedoch auch für Lehrer, Erzieher und ältere Kinder und Jugendliche von Interesse sein. Das Ziel des Ratgebers ist es, kurz über die verschiedenen Formen des Einnässens tags wie auch nachts zu informieren und vor allem konkrete Hinweise und praktische Hilfen zur Verfügung zu stellen. Für Eltern, die sich noch genauer informieren möchten, empfiehlt sich die ausführliche Lektüre des Buches „Bettnässen – Verstehen und Behandeln" von A. von Gontard (2001).

Dieser Ratgeber ist Bestandteil der Reihe Leitfaden Kinder- und Jugendpsychotherapie, in der die Diagnostik und Therapie psychischer Auffälligkeiten im Kindes- und Jugendalter beschrieben werden. Im Gegensatz zu den anderen Ratgebern dieser Reihe zeigt sich das Einnässen immer mit einer körperlichen Symptomatik (d.h. Urinabgang mit nasser Hose oder Bett), während viele Kinder keine weiteren psychischen Auffälligkeiten aufweisen. Da das Zusammenspiel von körperlichen und psychischen Aspekten sich für die einzelnen Formen des Einnässens deutlich unterscheiden, ist es notwendig, die einzelnen Erscheinungsformen getrennt zu besprechen. Der Ratgeber ergänzt den Leitfaden über Enuresis (von Gontard und Lehmkuhl, 2002), der sich vor allem an ärztliche und psychologische Psychotherapeuten richtet. Die detaillierte Übersicht mit der vollständigen medizinischen Literatur zum Thema Einnässen findet sich in der Monographie „Einnässen: Erscheinungsform – Diagnostik – Therapie" (von Gontard, 2001).

Die Empfehlungen orientieren sich an aktuellen wissenschaftlichen Untersuchungen und den Leitlinien der Fachorganisation der Deutschen Gesellschaft für Kinder- und Jugendpsychiatrie und Psychotherapie zusammen mit den kinder- und jugendpsychiatrischen Berufsverbänden. Sie haben sich in vielen Jahren der Praxis bewährt, zur Trockenheit der Kinder und zur Entlastung der gesamten Familie geführt.

Danken möchten wir besonders Frau Doris Bürgel für ihren – wie immer – hilfsbereiten, freundlichen und interessierten Einsatz beim Schreiben dieses Bandes.

Homburg und Köln, Sommer 2003

Alexander von Gontard und Gerd Lehmkuhl

Inhalt

1 Zur Orientierung: Allgemeines zum Einnässen

Kennen Sie das?

Mein Kind nässt tags und/oder nachts ein. Von diesem Problem sind viele Kinder betroffen. Sie sind unglücklich, leiden darunter, versuchen, es zu verheimlichen, vermeiden Aktivitäten mit anderen Kindern und machen sich Gedanken, woher das kommen könnte. Auch Eltern leiden unter dem Einnässen ihrer Kinder. Sie machen sich Sorgen um ihre Entwicklung, über Hänseleien durch andere Kinder und tragen z.T. jahrelang Schuldgefühle mit sich herum. Oft denken sie, dass sie durch ihr Erziehungsverhalten nicht nur zum Einnässen beigetragen haben, sondern dies direkt verursacht haben. Viele Eltern haben alle möglichen Dinge zur Behandlung unternommen, sind frustriert und ärgern sich über die großen Wäscheberge.

Zur Verdeutlichung der Problematik soll das Einnässen anhand der Beispiele von Jens und Mareike etwas ausführlicher dargestellt werden:

Der 7-jährige Jens nässt jede Nacht große Mengen ein und ist noch nie trocken gewesen. Seine Eltern berichten, dass er kaum zu erwecken sei. Um die Wäscheberge zu reduzieren, trägt er Windeln. Er fühlt sich sehr unglücklich, kommt sich wie ein Baby vor und möchte nicht bei Freunden übernachten. In der Schule läuft alles ohne Probleme, er ist beliebt bei Freunden und hat viele Spielinteressen. Die Mutter macht sich Sorgen, weil sie sehr früh, als Jens noch ein Baby war, wieder arbeiten gegangen ist. Sie, wie auch ihr Bruder, haben ebenfalls nachts als Kinder eingenässt.

Die 9-jährige Mareike nässt jeden Tag dreimal kleinere Mengen ein, so dass ihre Unterwäsche immer feucht ist. Bisher hatte sie zwei Harnwegsinfekte gehabt. Die Mutter berichtet, dass sie bis zu 10-mal am Tag ganz plötzlichen Harndrang verspürt und auf die Toilette rennen muss. Keine Autofahrt ist möglich, ohne dass wiederholt angehalten werden muss. Mareike kneift beim Harndrang die Beine zusammen, in der Schule setzt sie sich auf die Ferse. Die Mutter ist unglücklich darüber, dass es nicht besser wird, während Mareike sich inzwischen daran gewöhnt hat.

Kennen Sie solche (oder ähnliche) Beschreibungen? Wenn ja, dann wird Ihnen dieser Ratgeber mit Sicherheit weiterhelfen können. Obwohl viele Kinder und Eltern unter dem Einnässen leiden, gibt es doch eine sehr positive und tröstliche Botschaft: viele dieser Belastungen werden sich zurückbilden, wenn ihr Kind trocken geworden ist. Sie werden sehen, dass es allen in der Familie besser gehen wird und dass sich viele Sorgen von selber lösen, sobald Ihr Kind nicht mehr einnässt. Das Ziel des Ratgebers ist es deshalb, Ihnen möglichst direkt und ohne Umwege praktische Schritte zu diesem Ziel hin zu vermitteln. Doch nun erst noch ein paar allgemeine Informationen:

Was versteht man unter Einnässen?

Unter einem Einnässen versteht man ein wiederholtes, unwillkürliches Einnässen ab einem Alter von fünf Jahren, nachdem medizinische Ursachen ausgeschlossen worden sind. In dieser kurzen Definition finden sich die wichtigsten Merkmale des Einnässens.

Zunächst muss es wiederholt auftreten. Wenn ein Kind einmal, z. B. nach einem Umzug oder einem schönen Geburtstag, nachts einnässt, ist es kein behandlungsbedürftiges Problem. Allgemein sollte ein Kind dazu mindestens drei Monate hintereinander eingenässt haben. Manche Definitionen sagen, dass das Einnässen zwischen zweimal pro Woche bis zweimal pro Monat stattfinden muss, bevor es sich um eine Störung handelt. Letztendlich ist es auch die eigene, subjektive Belastung, die entscheidend ist.

Von Einnässen als Störung kann man ferner nur sprechen, wenn das Kind mindestens fünf Jahre ist. Warum legt man diese Altersgrenze fest? Diese Frage lässt sich einfach beantworten, da bis zu einem Viertel aller 4-jährigen Kinder noch nachts einnässen. Bei einem so häufigen Geschehen kann es sich nicht um eine Störung, sondern Teil einer natürlichen Reifung handeln. Deshalb sollte man allen 4-jährigen Kindern noch Zeit lassen, bis sie fünf Jahre alt geworden sind. Nur in seltenen Ausnahmefällen, z. B. bei 4-jährigen Kindergartenkindern, die sehr unter dem Einnässen tags leiden und gehänselt werden, wäre eine frühere Behandlung überhaupt zu erwägen. Die Altersgrenze von fünf Jahren erstaunt viele Eltern, da sie oft erwarten, dass ein Kind bis zum Alter von zwei Jahren, jedoch spätestens bis zum Eintritt in den Kindergarten trocken sein muss. Diese Meinung ist immer noch weit verbreitet und wird von schlecht informierten Kindergärtnerinnen, wie auch Verwandten, vertreten. Lassen Sie sich nicht beirren: Ihr Kind hat Zeit bis zum Alter von fünf Jahren.

Welche Formen des Einnässens gibt es?

Zunächst kann man das Einnässen je nach der Tageszeit unterscheiden, zu der es auftritt. So nässen viele Kinder nachts, einige tags und einige kombiniert tags und nachts ein. Neuere Untersuchungen haben jedoch gezeigt, dass diese grobe Einteilung nicht ausreicht.

So unterscheidet man bei den Kindern, die nachts einnässen, zwischen solchen, die noch nie trocken geworden sind und solchen, die einen Rückfall erlitten haben. Wenn Ihr Kind noch nie länger als sechs Monate am Stück trocken gewesen ist, bezeichnet man das als primäres nächtliches Einnässen (der Fachausdruck lautet: primäre Enuresis nocturna) – wie bei dem Beispiel von Jens am Anfang dieses Kapitels. Wenn Ihr Kind jedoch schon einmal sechs Monate oder länger trocken gewesen ist und einen Rückfall erlitten hat, bezeichnet man das als ein sekundäres nächtliches Einnässen (der Fachausdruck lautet: sekundäre Enuresis nocturna).

Bei dem Einnässen tags ist alles sehr viel komplizierter. Da die Rate von medizinischen Komplikationen höher ist, muss ein tags einnässendes Kind sehr viel genauer untersucht werden. Übrigens: wenn tatsächlich eine medizinische Ursache vorliegt, bezeichnet man es nicht als ein übliches „funktionelles" Einnässen. Welche medizinischen Komplikationen gibt es? Zunächst muss festgehalten werden, dass medizinische Ursachen des Einnässens sehr selten sind. Es könnte sich um Fehlbildungen der Niere, sowie des ganzen Harntraktes handeln, wie z. B. Verengungen und Klappen in den Harnröhren. Selten können angeborene Störungen des Nervensystems zum Einnässen führen, ebenso selten medizinische Erkrankungen wie eine Zuckererkrankung.

Die zwei medizinischen Komplikationen, die beim Einnässen tags gehäuft vorkommen, sind wiederholte Harnwegsinfekte, wie auch Refluxe von der Blase zu der Niere. Da diese eine gesonderte Behandlung erfordern, ist eine besonders gründliche kinderärztliche Untersuchung in jedem Fall erforderlich.

Falls diese oben genannten seltenen Ursachen nicht vorliegen, kann man beim Einnässen tags unterscheiden:

Kinder, die sehr häufig auf die Toilette rennen müssen und mit Haltemanövern, wie Beine zusammen kneifen und Fersensitz, versuchen, den Harndrang aufzuhalten. Dies bezeichnet man als Dranginkontinenz (siehe das Beispiel von Mareike am Anfang des Kapitels).

Ferner gibt es Kinder, die extrem selten auf die Toilette gehen, z.T. nur zwei- bis dreimal und ebenfalls mit Haltemanövern versuchen, in bestimmten Situationen, wie in der Schule und beim Fernsehen, den Toilettengang zurückzuhalten. Dies bezeichnet man als einen Miktionsaufschub.

Zuletzt gibt es Kinder, die nur mit Pressen Wasser lassen können und bei denen der Harnfluss unterbrochen ist. Diese Störung ist auf ein gestörtes Zusammenspiel von Blasenhohl- und Schließmuskel zurückzuführen und wird als Dyskoordination bezeichnet. Zu diesem Zeitpunkt müssen Sie sich die verschiedenen Formen noch nicht merken, sie werden in den folgenden Kapiteln genauer dargestellt.

Wie häufig ist das Einnässen?

Viele Eltern sind erstaunt darüber, wie häufig das Einnässen auftritt. Nachts nässen 10 % der 7-Jährigen, 1 bis 2 % der Jugendlichen und unter 1 % der Erwachsenen ein. In anderen Worten: das nächtliche Einnässen zeigt eine Tendenz, von selber zu verschwinden. Die spontane Rückbildungsrate beträgt allerdings nur 15 % pro Jahr. Bei jüngeren, 5-jährigen Kindern, kann es durchaus angeraten sein, noch auf ein spontanes Trockenwerden zu warten, während für ältere Kinder diese 15 % pro Jahr mit Sicherheit nicht ausreichen: sie wollen und brauchen eine direkte und konkrete Hilfe jetzt – und nicht erst in ein paar Jahren.

Das Einnässen tags ist seltener: 2 bis 3 % der 7-Jährigen und unter 1 % der Jugendlichen nässen ein. Auch hier findet sich eine leichte Tendenz zur spontanen Besserung, allerdings sollte wegen der möglichen medizinischen Komplikationen immer eine Behandlung erfolgen. Ein Zuwarten bei tags einnässenden Kindern ist erst recht nicht angezeigt.

Welche Ursachen hat das Einnässen?

Diese Frage beschäftigt viele Eltern, wie auch Kinder. Leider existieren zu dieser Frage noch viele Vorurteile, nicht nur bei Betroffenen, sondern bei Lehrern, Kindergärtnerinnen, Therapeuten, aber auch Ärzten.

Ein häufig vertretenes Vorurteil besagt, dass das Einnässen auf eine gestörte Sauberkeitserziehung zurückzuführen ist. Mehrere Untersuchungen haben zeigen können, dass die Sauberkeitserziehung keinerlei Einfluss auf das Trockenwerden nachts hat. Auf das Einnässen tags hat sie nur anfänglich einen geringen Einfluss, bis zum Alter von fünf Jahren jedoch wirkt sich die Art und Dauer der Sauberkeitserziehung nicht aus.

Ein anderes Vorurteil wird ebenfalls häufig vertreten, nämlich, dass das Einnässen seelisch bedingt sei. Man hört immer wieder den Spruch: „Die Blase weint". Diese Annahmen sind völlig veraltet. Viele Untersuchungen haben zwar gezeigt, dass die Rate von Verhaltensproblemen bei einnässenden Kindern tatsächlich erhöht ist, nämlich 2- bis 4fach höher als bei nicht einnässenden Kindern. Allerdings besagen die Zahlen auch, dass die meisten einnässenden Kinder nicht auffällig sind, nämlich höchstens 40 %. Auch unterscheidet sich die Rate begleitender psychischer Störungen von Einnässform zu Einnässform deutlich: so zeigen Kinder mit einer primären Enuresis nocturna nicht mehr Verhaltensauffälligkeiten als nicht einnässende Kinder, während solche mit einem Rückfall (sekundäres nächtliches Einnässen) häufiger betroffen sind. Auch bilden sich, wie oben erwähnt, viele seelische Symptome mit Erreichen des Trockenwerdens spontan zurück.

Wenn diese beiden oben genannten Gründe nicht zutreffen, wie erklärt man sich dann das Einnässen?

Bei dem nächtlichen Einnässen handelt es sich um eine genetisch bedingte Reifungsstörung des zentralen Nervensystems. Es sind sogar molekulargenetische Untersuchungen durchgeführt worden, die die Gen-Orte (noch nicht die Gene) des Einnässens identifiziert haben. Das nächtliche Einnässen ist demnach überwiegend eine vererbte Anlageproblematik (wie bei Jens oben). Beim sekundären nächtlichen Einnässen können jedoch Umweltfaktoren wie belastende Lebensereignisse (Scheidung der Eltern, Umzug, Eintritt in den Kindergarten) dazu führen, dass diese Veranlagung aktiviert wird und es zum Rückfall kommt.

Beim Einnässen tags ist die Situation sehr viel komplizierter. Auch bei der Dranginkontinenz (häufiges Toilettengehen wie bei Mareike oben) handelt es sich um eine genetische Anlageproblematik, bei der ebenfalls Gen-Orte identifiziert wurden. Bei dem Miktionsaufschub (seltenes Toilettengehen und Zurückhalten) dagegen handelt es sich um eine ausschließlich psychogen bedingte Störung, bei der Dyskoordination (unterbrochener Harnfluss) um ein erlerntes Verhalten.

Ist mein Kind verhaltensauffällig, wenn es einnässt?

Diese Frage beschäftigt viele Eltern. Wie oben schon erwähnt, sind die meisten Kinder, die einnässen, nicht verhaltensauffällig. Für sie genügt es ausschließlich, dass sie trocken werden. Selbst bei den Kindern mit leichten Verhaltensauffälligkeiten oder einem hohen Leidensdruck genügt die Behandlung des Einnässens selber häufig vollkommen. Viele Symptome werden sich von selber zurückbilden. Wenn ein Kind jedoch ausgeprägte seelische oder Verhaltensprobleme zeigt, werden diese sich natürlich nicht durch das Trockenwerden selber zurückbilden. In diesen Fällen sollte zusätzlich zu der Behandlung des Einnässens (hierauf sollte niemals verzichtet werden!) eine genaue Abklärung und Behandlung der psychischen Begleitstörung durchgeführt werden. Dieses kann z.T. gleichzeitig zur Behandlung des Einnässens erfolgen. Manchmal kann es sinnvoll sein, dieses zeitversetzt zu tun. In diesen Fällen sollte man sich Hilfe durch Kinderpsychiater, Kinderpsychologen oder Kinderärzte einholen.

Was sollte man untersuchen lassen?

Wegen den möglichen medizinischen Komplikationen sollte jedes Kind mit einem Einnässen mindestens einmal vom Kinderarzt untersucht werden. Dies gilt unbedingt für die Kinder, die tags einnässen. Bei ihnen ist eine kinderärztliche Untersuchung absolut erforderlich. Da die Rate von schweren medizinischen Komplikationen insgesamt selten ist, sollten eingreifende Untersuchungen nur vorgenommen werden, wenn sie wirklich notwendig sind. Wenn sie angezeigt sind, sollte man sie jedoch nicht hinauszögern.

Für nachts einnässende Kinder, wie auch den meisten tags einnässenden Kindern reicht folgendes Programm vollkommen aus:

1. Der Kinderarzt wird die Vorgeschichte genau erfragen und sich ein Bild über die Form des Einnässens sowie den Verlauf machen.

2. Ganz wichtig ist ein so genanntes 24-Stunden-Miktionsprotokoll. Bei diesem werden Eltern gebeten, über 24 Stunden (wenn möglich über 48 Stunden) an einem Wochenende ohne weitere Verpflichtungen und Stress das Trink- und Toilettenverhalten des Kindes genau zu beobachten und zu dokumentieren. Dabei sollte vermerkt werden: der Zeitpunkt und die Menge des Urinvolumens, Zeitpunkt des Einnässens, Zeitpunkt und die Menge des Trinkvolumens sowie Besonderheiten wie Drangsymptome, Haltemanöver oder Pressen. Ein Beispiel findet sich im Anhang am Ende des Buches (vgl. S. 63). Dieses Protokoll ist extrem wichtig, um die Form des Einnässens einzugrenzen und sollte in keinem Fall unterlassen werden. Eine große Hilfe ist es, wenn Sie dieses Protokoll schon vorher ausgefüllt haben.

3. Fragebögen: zur Ergänzung können (aber müssen nicht) Fragebögen zum Einnässen eingesetzt werden. Ein bewährter Fragebogen findet sich ebenfalls im Anhang (vgl. S. 65 – 67). Auch können Fragebögen zum allgemeinen Verhalten des Kindes sinnvoll sein.

4. Jedes Kind sollte körperlich-kinderärztlich untersucht werden, dabei sollten immer das Genital und der Rücken mit untersucht werden.

5. Eine Ultraschalluntersuchung der Nieren und der Blase wird empfohlen als einfache, nicht eingreifende Maßnahme, um Fehlbildungen des Harntraktes auszuschließen. Zusätzlich findet man bei manchen Kindern zwei Hinweise auf eine Blasenfunktionsstörung, nämlich eine Verdickung der Blasenwand (d.h. die Blasenmuskulatur wurde zu sehr beansprucht) und eine Resturinbildung (d.h. Urin verbleibt nach dem Toilettengang in der Blase). Beides kann sich nach einer erfolgreichen Behandlung zurückbilden.

6. Eine Urinuntersuchung, zumindest mit einem Teststreifen, wird mindestens einmal empfohlen, um ganz sicher zu gehen, dass kein Harnwegsinfekt vorliegt.

Diese oben genannte „Standarddiagnostik" reicht praktisch bei allen Kindern aus. Bei besonderen Fragestellungen sollte sie ergänzt werden. Dies sollte Ihr Kinderarzt entscheiden:

1. So ist es bei Kindern mit Verdacht auf Harnwegsinfekten unbedingt notwendig, dass genauere Untersuchungen des Urins durchgeführt werden, um den Erreger des Harnwegsinfektes zu identifizieren.

2. Falls der Verdacht auf eine Blasenentleerungsstörung vorliegt, kann eine Uroflowmetrie durchgeführt werden. Darunter versteht man eine Harnflussmessung. Das Kind setzt sich auf einen Toilettensitz und während des Wasserlassens werden Harnfluss und Urinmenge festgehalten.

3. Bei dem Verdacht auf medizinische Komplikationen kann es notwendig sein, dass eine weitergehende urologische Diagnostik durchgeführt wird. Dazu gehört eine Blasenspiegelung, Untersuchung der Druckverhältnisse in der Blase während der Füllungsphase und röntgenologische Untersuchungen. Diese sollten immer von einem Facharzt durchgeführt werden, der sich auf Kinder spezialisiert hat.

Wie sollte das Einnässen behandelt werden?

Auch hierzu gibt es einige allgemeine Hinweise. Einzelheiten finden sich in den jeweiligen Kapiteln.

1. Zur Behandlung gehört immer eine gründliche Untersuchung. Bevor diese nicht durchgeführt worden ist, sollte unter keinen Umständen mit einer Therapie begonnen werden. Bei der Vielfalt der Einnässprobleme ist es wichtig, die passendste und wirksamste Behandlungsform auszusuchen.

2. Alle nicht wirksamen Methoden sollten unterlassen werden. Viele Eltern haben in ihrer Verzweiflung zu Methoden gegriffen, die wirklich nicht wirksam sind. Trotz ihres guten Willens sollten diese unterlassen werden.

3. Die Einnässproblematik sollte Eltern wie auch Kindern in einer verständlichen Form erläutert werden. Erst wenn Sie und Ihr Kind verstehen, worum es geht, werden Sie den Sinn der Behandlung erkennen und umso besser mitarbeiten.

4. Bei vielen Einnässformen beginnt man mit einer Beobachtungsphase. Allein das Beobachten und Registrieren reicht bei vielen Kindern aus, eine Besserung zu erreichen.

5. Wenn möglich, sollte man mit nicht pharmakologischen Methoden beginnen. Bei vielen Formen des Einnässens ist eine medikamentöse Behandlung nicht notwendig. Es gibt jedoch besondere Situationen, in denen eine medikamentöse Behandlung angezeigt und sinnvoll ist. In diesen Fällen sollte nicht gezögert werden. Doch auch hier gilt das Prinzip: nie Medikamente ohne begleitende Beratung.

6. Zuletzt sollte, gerade bei komplizierten Ausscheidungsproblemen, immer eine klare Reihenfolge eingehalten werden: nämlich zuerst die Behandlung eines möglichen Einkotens, gefolgt von der Behandlung des Einnässens tags und zuletzt des Einnässens nachts. Dieses Vorgehen wird im nächsten Absatz genau erläutert.

Wie gehe ich bei diesem Ratgeber vor?

Es wurde versucht, diesen Ratgeber möglichst logisch nach der Reihenfolge der Behandlungsschritte aufzubauen. Obwohl er vom Einnässen handelt, werden Sie sich vielleicht wundern, warum das zweite Kapitel vom Einkoten handelt. Leider gibt es viele Kinder, die nicht nur einnässen, sondern auch Stuhl absetzen. In jedem Fall ist es notwendig, diese Stuhlprobleme zuerst zu behandeln. Wegen der vielfältigen Komplikationen ist es ebenfalls sinnvoll, mit der Behandlung des nächtlichen Einnässens erst zu beginnen, nachdem Ihr Kind tagsüber trocken geworden ist.

Von daher können Sie sich bei diesem Ratgeber folgende Fragen stellen:

- Kotet mein Kind ein? – dann beginnen Sie bitte mit Kapitel Nr. 2.
- Nässt mein Kind tagsüber ein (aber kotet es nicht ein)? - dann können Sie das 2. Kapitel überspringen und gleich zu Kapitel 3 gehen.

- Nässt mein Kind nachts ein (aber nässt es tags nicht ein und kotet nicht ein)? - dann können Sie Kapitel 2 und 3 überspringen und gleich zu Kapitel 4 gehen.

- Zeigt mein Kind weitere seelische oder Verhaltensauffälligkeiten, die über den üblichen Leidensdruck hinausgehen? In diesem Fall sollten Sie die vorherigen Kapitel nicht überspringen, die dort aufgeführten Ratschläge befolgen und zum Abschluss überprüfen lassen, ob weitere Behandlungen notwendig sind – siehe Kapitel 5.

Wir hoffen, sehr, dass Sie und Ihr Kind mit den aufgeführten Ratschlägen rasch zum Ziel kommen und dann getrost diesen Ratgeber beiseite legen können (und falls erforderlich anderen Freunden weiterempfehlen).

2   Einkoten

Bevor Sie dieses Kapitel lesen, sollten Sie sich zwei Fragen stellen:

– Kotet mein Kind ein? Dieses können kleine Mengen (Stuhlschmieren) oder richtige Haufen sein (Einkoten).

Die zweite Frage lautet:

– Kommt es vor, dass mein Kind verstopft ist? Dies bedeutet, dass Ihr Kind wiederholt über mehrere Tage keinen Stuhlgang absetzt oder, dass es beim Stuhlgang harten Stuhl nur unter Schmerzen absetzt. Wenn eine dieser Fragen zutrifft, wäre es ratsam, dieses Kapitel genau zu lesen, da die Behandlung des Einkotens immer vor dem Einnässen erfolgen sollte. In diesem Zusammenhang wird die Behandlung des Einkotens nur kurz dargestellt. Falls Sie nähere Informationen wünschen, darf auf das Buch „Enkopresis: Erscheinungsformen – Diagnostik – Therapie" (von Gontard, 2004) verwiesen werden.

Wenn Sie die oben genannten zwei Fragen jedoch mit nein beantworten können, dürfen Sie getrost dieses Kapitel überspringen.

Was versteht man unter Einkoten?

Einkoten (Enkopresis) wird als willkürliches und unwillkürliches Einkoten (Absetzen von Stuhl in nicht dafür vorgesehenen Stellen) ab einem Alter von vier Jahren nach Ausschluss von medizinischen Ursachen definiert.

In dieser Definition klingen die wichtigsten Zeichen des Einkotens an: es erfolgt überwiegend unbewusst, z.T. jedoch auch willkürlich. Man bezeichnet es als Störung ab einem Alter von vier Jahren (d.h. ein Jahr früher als das Einnässen). Auch beim Einkoten müssen medizinische Ursachen ausgeschlossen werden, d.h. eine kinderärztliche Untersuchung ist in jedem Fall erforderlich.

Wie häufig ist das Einkoten?

2 bis 3 % der Kleinkinder und 1 bis 2 % aller Schulkinder koten ein. Es findet sich keine kontinuierliche Abnahme während der gesamten Schulkinderzeit. Ab der Pubertät jedoch ist es sehr selten.

Das Einkoten tritt sehr häufig mit dem Einnässen zusammen auf. Von allen einkotenden Kindern nässen 1/3 zusätzlich auch ein. Auch anders herum finden sich Zusammenhänge: von den Kindern mit nächtlichem Einnässen koten 5 %, von den Kindern mit Einnässen tagsüber immerhin 25 % zusätzlich ein. In anderen Worten: es gibt besonders ausgeprägte Zusammenhänge zwischen dem Einkoten und dem Einnässen tags.

Welche Formen des Einkotens gibt es?

Grundsätzlich kann man zwei verschiedene Formen unterscheiden: Kinder, die neben dem Einkoten zusätzlich verstopft sind, und Kinder, die keinerlei Zeichen der Verstopfung zeigen.

Wie erkennt man ein Einkoten mit Verstopfung?

Beim Einkoten mit Verstopfung gehen die Kinder selten auf die Toilette, der Stuhlgang erfolgt z.T. nur alle paar Tage. Daneben gibt es Kinder, die zwar täglich Stuhlgang haben, aber dennoch Stuhl zurückhalten. Bei diesen ist der Appetit häufig reduziert, sie klagen über Bauchschmerzen, der Toilettengang ist ebenfalls schmerzhaft und der Kinderarzt kann sogar Stuhlballen bei der Untersuchung des Bauches tasten.

23

Wie kommt es zum Einkoten mit Verstopfung?

Im Prinzip können verschiedene körperliche wie auch seelische Auslöser schon im Kleinkindesalter zu einer akuten Verstopfung führen. Die häufigste Ursache sind Schmerzen beim Stuhlgang, z. B. durch Risse in der Darmschleimhaut. Jedoch auch Trennungserlebnisse, Umzüge und sonstige seelische Belastungen können Kinder dazu bewegen, den Stuhl zurückzuhalten. Eine vorübergehende, akute Verstopfung ist kein Grund zur Beunruhigung. Bei einigen Kindern entwickelt sich jedoch eine chronische Verstopfung im Sinne eines Teufelskreises. Sie halten den Stuhl zurück, der Darm erweitert sich, die Wahrnehmung der Darmwand lässt nach und die Eigenaktivität des Darmes wird reduziert, so dass sich erneute Stuhlmassen ansammeln. Zum Einkoten kommt es dann, wenn frischer Stuhl zwischen den alten Stuhlmassen austritt. Dies bezeichnet man auch als ein so genanntes Überlaufeinkoten. Zum Einnässen kommt es, weil die Stuhlmassen von hinten gegen die Blase drücken, zum Zurückhalten von Urin führen und auch andere Funktionen der Blase beeinträchtigen.

Wie erkennt man ein Einkoten ohne Verstopfung?

Während es somit gute Erklärungen für das Einkoten mit Verstopfung gibt, sind die Zusammenhänge beim Einkoten ohne Verstopfung wesentlich schlechter geklärt. Die Kinder haben insgesamt häufiger Stuhlgang, der Appetit ist meistens nicht reduziert und sie klagen nicht über Schmerzen. Von manchen Fachleuten wird angenommen, dass die Ursache überwiegend seelisch bedingt ist. Dagegen kann man einwenden, dass in verschiedenen Untersuchungen nur 40 bis 60 % der Kinder tatsächlich seelische und Verhaltensprobleme zeigen. Man muss zum jetzigen Zeitpunkt einfach festhalten, dass die Ursachen letztendlich nicht geklärt sind. Dennoch gibt es für beide Behandlungsformen gute, Erfolg versprechende Behandlungsmöglichkeiten.

Wie sollten alle Kinder mit Einkoten behandelt werden?

Wie beim Einnässen sollte vor jeder Behandlung eine ausführliche Abklärung durch den Kinderarzt erfolgen. Danach sollten Eltern und Kinder ausführlich informiert und instruiert werden. Die Grundbehandlung des Einkotens ist für beide Formen gleich und besteht in einer Regulierung des Toilettenganges.

Was versteht man unter einer Regulierung des Toilettenganges?

Das Einkoten wird sich bei vielen Kindern zurückbilden, wenn sie sich (wieder) einen regelmäßigen Stuhlgang angewöhnen. Dazu nutzt man die Entleerungsreflexe des Darmes nach den Mahlzeiten aus. Kinder werden gebeten, sich nach dem Frühstück, Mittagessen und Abendbrot 10 Minuten entspannt auf die Toilette zu setzen. Wichtig dabei ist es, dass sie mit den Füßen Kontakt zum Boden haben. Falls erforderlich, sollte ein Fußbänkchen zur Verfügung stehen. Die Kinder sollten mit leicht gespreizten Beinen ruhig auf der Toilette sitzen. Dies sollte möglichst positiv gestaltet

werden, d.h., Kinder können lesen, malen, Gameboy spielen und anderen entspannenden Aktivitäten nachgehen. In einem Plan wird vermerkt, ob sie Stuhlgang und Urin absetzen oder nicht. Ferner wird vermerkt, ob sie auf die Toilette geschickt werden mussten oder freiwillig gingen. Neben den Toilettengängen sollten natürlich auch Einkotepisoden im Plan vermerkt werden. Die Mitarbeit des Kindes kann positiv verstärkt werden, indem kleine Belohnungen wie Sticker, Kärtchen oder Gummibärchen gegeben werden, wenn das Kind sich an den Plan hält. Niemals sollte die Rückbildung des Einkotens an sich belohnt werden, da es bei manchen Kindern nicht unter vollständiger willkürlicher Kontrolle steht. Wenn also Belohnungen eingesetzt werden, dann nur für die Mitarbeit des Kindes.

Diese Grundbehandlung ist, wie oben erwähnt, geeignet für alle Formen des Einkotens. Für das Einkoten ohne Verstopfung reicht sie vollkommen aus. Im nächsten Absatz werden die Besonderheiten des Einkotens mit Verstopfung besprochen.

Wie behandelt man das Einkoten mit Verstopfung?

Für Kinder mit ausgeprägtem Einkoten und Verstopfung wird die Grundbehandlung nicht ausreichen. Sie sollte in jedem Fall während der gesamten Behandlung eingesetzt werden. Zusätzlich kommen folgende Maßnahmen in Frage: da das Problem ein Zurückhalten des Stuhls ist und sich im Laufe der Monate bis Jahre große Stuhlmassen angesammelt haben können, müssen diese ausgeschieden werden. Bei vielen Kindern ist dieses mit Abführmitteln nicht mehr möglich, sondern sie benötigen einen kleinen Einlauf.

Üblicherweise werden phosphathaltige Klistiere (z. B. Practo-Clyss) verabreicht. Dabei verwendet man bei Kleinkindern ein halbes Klistier, bei jüngeren Schulkindern $3/4$ und bei älteren und Jugendlichen ein Klistier. Das Klistier besteht aus einer Plastikflasche mit einem Schlauch. Der Schlauch kann eingecremt werden. Die Kinder legen sich auf die Seite, der Schlauch wird eingeführt und man drückt die Tube zusammen. Kinder sollen den Einlauf möglichst lange einbehalten und nach 15 bis 20 Minuten Stuhl absetzen. Gerade bei Kleinkindern ist es wichtig, darauf zu achten, dass sie das Klistier nicht vollkommen einbehalten.

Die Häufigkeit der Klistiere richtet sich nach dem Ausmaß der Verstopfung. Üblicherweise reichen ein bis drei Einläufe an den ersten Tagen aus, bei manchen Kindern sind jedoch auch über längere Zeit Einläufe erforderlich. So ist es gar nicht selten, dass z. B. in den ersten drei bis vier Wochen zwei Einläufe pro Woche verabreicht werden sollten, danach einmal pro Woche. Das genaue Vorgehen sollten Sie immer mit Ihrem Kinderarzt absprechen.

Wenn der Darm einmal entleert ist, muss man darauf achten, dass sich nicht erneute Stuhlmassen ansammeln. Gerade in dieser Erhaltungsphase sollten die Pläne und das regelmäßige Schicken auf die Toilette unbedingt weiter erfolgen. Zur Unterstützung kann man auch weitere Abführmittel geben (bitte fragen Sie Ihren Kinderarzt). Bevorzugt wird dabei Milchzucker, der in Pulverform (im Reformhaus) sowie als Flüssigkeit (Lactulose) erhältlich ist. Der Milchzucker wird nicht vom Körper aufgenommen, sondern zieht Wasser in den Darm und führt somit zu einem Weichwerden des Stuhles. Die erforderliche Menge richtet sich ausschließlich nach der Wirkung und liegt zwischen 3-mal 1 Teelöffel bis 3-mal 2 Esslöffel am Tag. Klagt das Kind über dünnen Stuhl oder Blähungen, muss die Dosis reduziert werden. Langfristige Nebenwirkungen gibt es nicht. Neuere Arbeiten weisen darauf hin, dass die Erhaltungsphase unbedingt lange durchgeführt werden muss, d.h., mindestens sechs Monate.

Zwei weitere Punkte können beim Einkoten mit Verstopfung wichtig sein: manche Kinder trinken zu wenig. Man sollte darauf achten, dass sie genügend Flüssigkeit zu sich nehmen. Schulkinder benötigen ein bis zwei Liter pro Tag, insbesondere, wenn sie Sport treiben und körperlich aktiv sind. Manche Kinder ernähren sich sehr einseitig, vor allem mit ballaststoffarmen, kohlehydratreichen Nahrungsmitteln. Falls Ihr Kind also Weißbrot, Kekse, Schokolade in Übermaß zu sich nimmt, wäre es ratsam, auf eine ausgewogene Diät mit Ballaststoffen, Obst und Gemüse zu achten.

Sind zusätzliche Behandlungen notwendig?

Für viele der Kinder reichen die oben erwähnten Behandlungsformen vollkommen aus. Falls Ihr Kind in anderen Bereichen ausgeprägte Verhaltensprobleme zeigt, sollten Sie dieses von einem Kinderpsychiater oder Psychologen untersuchen lassen (siehe auch Kapitel 5). Bei einer Minderzahl der Kinder sind tatsächlich weitere Behandlungsformen notwendig. Bei den meisten genügt es vollkommen, dass das Kind sauber wird. Es wird sich besser fühlen und viele Symptome werden sich zurückbilden.

Warum sollte das Einkoten immer vor dem Einnässen behandelt werden?

Diese Frage lässt sich sehr einfach beantworten: viele Untersuchungen konnten zeigen, dass die alleinige Behandlung des Einkotens (mit oder ohne Verstopfung) oft vollkommen ausreicht, damit das Kind sauber und trocken wird. In anderen Worten: bei vielen Kindern wird sich das Einnässproblem mit Erreichen der Sauberkeit von selbst geben. Andererseits wird eine Behandlung des Einnässens ohne eine vorherige Behandlung des Einkotens mit vielen Komplikationen und einer geringeren Erfolgsquote verhaftet sein. Für Sie als Eltern bedeutet dieses: immer die empfohlene Reihenfolge einhalten, so kommen Sie am besten zum Ziel.

3 Einnässen tags

Die Grundfrage zu diesem Kapitel lautet: nässt mein Kind tagsüber ein? Wenn ja, sind Sie hier genau richtig aufgehoben. Falls Ihr Kind zusätzlich einkotet, gehen Sie bitte ein Kapitel zurück. Falls es nur nachts einnässt, können Sie dieses Kapitel überspringen und direkt zum 4. Kapitel übergehen.

Wie schon oben erwähnt, treten medizinische Komplikationen sehr viel häufiger bei Kindern auf, die tags einnässen (als beim reinen nächtlichen Einnässen). Insbesondere muss man hier an Harnwegsinfekte denken, die im Sinne eines „Teufelskreises" zum Einnässen führen können. Das Einnässen wiederum erhöht die Wahrscheinlichkeit für einen neuen Infekt. In diesen Fällen muss der einzelne Harnwegsinfekt behandelt werden. Falls es zu wiederholten Harnwegsinfekten kommt, kann eine Dauerbehandlung mit einem Antibiotikum notwendig sein. Aus diesen Gründen ist es unbedingt notwendig, dass Ihr Kind einem Kinderarzt vorgestellt wird, der es genau untersucht und die Behandlung der Harnwegsinfekte übernimmt.

Wenn diese medizinischen Komplikationen und Ursachen ausgeschlossen sind, handelt es sich um ein so genanntes funktionelles Einnässen tags. Darunter versteht man, dass das Einnässen nicht durch eine körperlich-medizinische Krankheit bedingt ist, sondern durch eine Störung der Funktion der Blase. Das tröstliche bei diesen Formen ist natürlich, dass eine funktionelle Störung im Prinzip reversibel ist und oft gut behandelt werden kann.

In diesem Zusammenhang werden nur die drei häufigsten „funktionellen" Formen des Einnässens tags besprochen, um Sie, als Eltern, nicht zu verwirren. Es gibt noch eine Reihe von seltenen Formen, die nur erwähnt, aber nicht ausführlich besprochen werden. So nässen manche Kinder tagsüber nur ein, wenn sie lachen (so genannte Lach-Inkontinenz). Andere nässen ein, sobald der Druck innerhalb des Bauches ansteigt, z. B. beim Niesen, Husten und Drücken (die so genannte Stress-Inkontinenz). Bei anderen Kindern ist der Blasenmuskel so schwach, dass er die Entleerung nicht schafft (so genannte Detrusor-Dekompensation). Auch wegen diesen seltenen Formen ist es wichtig, dass Ihr Kinderarzt Ihr Kind untersucht und Ihnen genau mitteilen kann, welche Einnässproblematik vorliegt und welche Behandlungsform für Ihr Kind am geeignetsten ist.

Wie unterscheidet man die drei häufigen Formen des Einnässens?

Dies kann für Eltern sehr verwirrend sein. Letztendlich muss man einen Fachmann zu Rate ziehen. Dennoch gibt es für die drei häufigen Formen typische Hinweise oder Symptome:

- Üblicherweise gehen Schulkinder 5- bis 7-mal am Tag auf die Toilette. Wenn Ihr Kind häufiger auf die Toilette gehen muss (z.T. 10- bis 20-mal), nur kleine Mengen absetzt und über einen plötzlichen Harndrang klagt, so ist die Wahrscheinlichkeit groß, dass es sich um eine **Dranginkontinenz** handelt.

- Wenn Ihr Kind selten auf die Toilette geht (unter 4-mal, z.T. nur 2- bis 3-mal), große Mengen Urin absetzt und in typischen Situationen (wie Fernsehen, Schule) nicht auf die Toilette geht, handelt es sich vermutlich um eine so genannte **Harninkontinenz bei Miktionsaufschub.**

- Wenn Ihr Kind nicht spontan Wasser lassen kann, sondern pressen muss und der Harnfluss in mehreren Portionen unterbrochen verläuft, besteht zumindest der Verdacht auf eine **Detrusor-Sphinkter-Dyskoordination.**

Eine große, unerlässliche Hilfe bei der Unterscheidung dieser drei Formen ist das Miktionsprotokoll, das im ersten Kapitel erwähnt und im Anhang abgebildet ist. Mit diesem Beobachtungsinstrument lassen sich die drei Formen z.T. sehr gut eingrenzen. Die Festlegung auf eine Form ist notwendig, da die Behandlung des Einnässens tags sich grundsätzlich unterscheidet.

Was versteht man unter einer Dranginkontinenz?

Die Dranginkontinenz ist eine häufige Form des Einnässens und die einzige, bei der Mädchen häufiger betroffen sind als Jungen. Es handelt sich um eine genetisch bedingte Anlagestörung des Blasenhohlmuskels. Im Prinzip muss man sich das so vorstellen, dass die Blase sich nicht langsam füllen lässt, sondern schon bei kleinen Urinmengen anfängt, sich zusammenzuziehen. Deshalb wird die Dranginkontinenz auch als so genannte Blasen-Instabilität oder sogar als „überaktive Blase" bezeichnet. Das Zusammenziehen der Blase führt zu einem Druckanstieg, dieser wird als Harndrang wahrgenommen. Wenn der Drang sehr stark ist, müssen die Kinder sofort auf die Toilette rennen. Wenn dieses nicht möglich ist, setzen viele Kinder spontan so genannte Haltemanöver ein, sie kneifen die Beine zusammen, wippen hin und her und setzen sich auf die Ferse. Eltern wissen meistens genau, wann Ihr Kind muss und können dies an den Haltemanövern erkennen. Falls das Kind die Toilette nicht rechtzeitig erreicht, kommt es zum Einnässen. Die eingenässten Mengen sind meistens gering, oft ist die Unterhose nur feucht, während Hose oder Kleid trocken bleibt. Dieses kann z.T. mehrfach am Tage, vor allem am Nachmittag auftreten. Durch das häufige Einnässen kleiner Mengen ist die Gefahr für Harnwegsinfekte, vor allem bei Mädchen, erhöht. Seelische Probleme sind bei Kindern mit einer Dranginkontinenz nicht häufig. Wenn sie auftreten, sind sie häufig Folge und nicht Ursache des Einnässens.

Wie behandelt man die Dranginkontinenz?

Das Ziel der Behandlung ist eine bewusste Wahrnehmung und Kontrolle der Blasenfunktion, ohne das Haltemanöver eingesetzt werden. Damit Kinder ihre Blase wahrnehmen können, müssen sie verstehen, wo die Blase in ihrem Körper liegt und welche Aufgaben sie erfüllt. In anderen Worten, Sie können als Eltern nicht davon ausgehen, dass Ihr Kind über seine körperlichen Funktionen Bescheid weiß. Sie müssen ihm erst einmal beigebracht werden.

Das zweite Ziel ist das Training der Wahrnehmung. Die Kinder erhalten eine einfache Aufgabe, nämlich den Harndrang wahrzunehmen und sofort anschließend auf die Toilette zu gehen, ohne Haltemanöver einzusetzen. Anschließend tragen sie in einem Plan ein, ob die Hose nass oder feucht war. Auf Anregung von holländischen Kollegen werden diese Pläne als so genannte Fähnchenpläne bezeichnet (vgl. Anhang S. 68): wenn die Hose trocken war, zeichnet das Kind eine Fahne, wenn sie nass war, eine Wolke. Natürlich kann Ihr Kind jedes andere Symbol wählen, Hauptsache, man kann den trockenen Toilettengang vom Einnässen unterscheiden.

Damit der Plan wirksam ist, muss das Kind jederzeit auf die Toilette gehen können. Bitte reden Sie mit den Kindergärtnern oder Lehrern, so dass das Kind den Unterricht jederzeit verlassen kann, um auf die Toilette zu gehen. Unter keinen Umständen sollte das Kind angehalten werden, den Urin zurückzuhalten. In diesen Fällen wird nämlich der Beckenboden zum Zurückhalten angespannt, was zu weiteren Komplikationen führen kann.

Wenn die Fähnchenpläne erfolgreich verlaufen, so nimmt im ersten Schritt die Zahl der Wolken ab, im zweiten Schritt auch die Zahl der Fähnchen. Die Dokumentation ist zum Training der bewussten Wahrnehmung unbedingt wichtig. Und ohne Dokumentation könnte man die vielen positiven Verläufe nicht nachvollziehen.

Wann ist eine medikamentöse Behandlung der Dranginkontinenz notwendig?

Nach eigener Erfahrung reichen diese einfachen Maßnahmen bei einem Drittel der Kinder aus. Bei zwei Drittel müssen die Pläne mit einer medikamentösen Behandlung verbunden werden. Das Mittel der ersten Wahl heißt Oxybutinin (Dridase®), ein weiteres wirksames Mittel ist Propiverin (Mictonetten®).

Was bewirken diese Medikamente bei der Dranginkontinenz?

Im Prinzip stellen sie die Blase ruhig, d.h., sie verhindern die spontanen Kontraktionen. Dies ist genau das Ziel, das man bei der Behandlung der Dranginkontinenz erreichen möchte. Durch Medikamente wird es bei manchen Kindern überhaupt erst möglich, dass sie mit ihren Plänen Erfolg haben. Die Medikamente erreichen dieses über verschiedene Wege: zum einen wird die Nervenversorgung zur Blase etwas gedämpft. Zum anderen wird die Muskulatur der Blase entspannt. Zum dritten wird die Schmerzempfindung der Blase reduziert, so dass sie „weniger empfindlich" reagiert.

Wenn man das Medikament langsam einschleicht, sind die Nebenwirkungen gering. Selbst wenn Nebenwirkungen auftreten, sind diese durch eine Reduktion der Dosis reversibel. Die Nebenwirkungen umfassen: trockener Mund, rote Hitzeflecken im Gesicht, Herzjagen und bei manchen Kindern Sehstörungen. Bitte fragen Sie Ihren Kinderarzt nach der genauen Dosierung. Die Höchstgrenze von Oxybutinin beträgt 0,6 mg/kg/KG pro Tag in drei Dosen und sollte bei Kindern nie höher als 15 mg am Tag (d.h. drei Tabletten am Tag) sein. Die genaue Dosierung sollten Sie immer mit Ihrem Kinderarzt besprechen.

Was ist eine Harninkontinenz bei Miktionsaufschub?

Bei dieser Störung handelt es sich um ein psychisch bedingtes, erlerntes Verhalten, bei dem die Kinder selten auf die Toilette gehen und den Toilettengang aufschieben. In diesen Fällen gehen die Kinder seltener als 5-mal am Tag auf die Toilette, in einzelnen Fällen sogar nur 2- bis 3-mal. In manchen typischen Situationen wie Fernsehen, Spielen, Schule, Nachhauseweg halten die Kinder besonders oft zurück. Häufig haben sie Angst, dass sie etwas verpassen. Dabei setzen sie genau die gleichen Haltemanöver ein, wie Kinder mit einer Dranginkontinenz. Dies bedeutet, dass man die beiden Formen nicht anhand der Haltemanöver unterscheiden kann, sondern ausschließlich an der Häufigkeit des Toilettenganges.

Viele Kinder mit einem Aufschub halten nicht nur den Urin zurück, sondern auch den Stuhl. Deshalb ist auch das Einkoten ein häufiges Problem bei ihnen. Zudem zeigen sie häufig andere Verhaltensauffälligkeiten. Am häufigsten findet man ein so genanntes oppositionelles Verhalten. Dies bedeutet, dass sie Regeln, Anordnungen, Wünschen der Eltern nicht folgen, sondern sich verweigern. Viele Eltern berichten, dass ihre Kinder trödeln, die Zähne nicht putzen, ihr Zimmer nicht aufräumen, ihre Schulaufgaben verweigern, nicht ins Bett gehen wollen und sogar wählerische, mäklige Esser sind. Falls Ihr Kind solche Symptome zeigt, so ist das Aufschieben des Toilettengangs als Teil dieses oppositionellen Verhaltens zu verstehen. Falls Ihr Kind keine weiteren Symptome zeigt, kann es sich auch nur um eine angelernte Angewohnheit handeln, die sich „eingeschliffen" hat und aus Bequemlichkeit von Ihrem Kind fortgeführt wird.

Wie behandelt man die Harninkontinenz bei Miktionsaufschub?

Das Prinzip der Behandlung ist sehr einfach: die Häufigkeit der Toilettengänge und der Blasenentleerungen müssen erhöht werden. Das vereinbarte Ziel ist es, dass Ihr Kind mindestens 7-mal am Tag auf die Toilette geht. Dies bedeutet, dass es alle zwei bis drei Stunden die Blase entleeren sollte. Dieses wird in einem Plan vermerkt, so dass Ihr Kind am Ende des Tages kontrollieren kann, ob es die Zahl 7 erreicht hat oder nicht. Natürlich sollten in den Plänen auch die Einnässepisoden vermerkt werden.

Wenn Ihr Kind sich an diese Pläne hält, ist die Wahrscheinlichkeit sehr groß, dass das Einnässen aufhört. Jüngere Kinder benötigen häufig eine Erinnerung durch die Eltern. Sie sollten also nicht zögern, Ihr Kind nach Ablauf dieser Zeit an den Toilettengang zu erinnern und es dahin zu schicken. Ältere Kinder und Jugendliche finden es oft hilfreich, z.B. durch eine Digitaluhr erinnert zu werden. Man kann die Uhr so einstellen, dass sie nach zwei bis drei Stunden klingelt und das Kind darauf aufmerksam macht, dass die Zeit für einen Toilettengang wieder gekommen ist.

Um die Mitarbeit weiter zu motivieren, kann die Kooperation des Kindes durch kleine Belohnungen verstärkt werden. Niemals sollte man große Belohnungen in Aussicht stellen, sondern eher kleinere, häufige Belohnungen (wie Sticker, Kärtchen und dergleichen) bei Zwischenerfolgen. So kann man vereinbaren, dass es am Ende des Tages einen Sticker bekommt, wenn das Kind 7-mal auf die Toilette gegangen ist. Niemals sollte man das Trockensein oder Einnässen an sich verstärken, sondern nur die Mitarbeit, die ein Kind vollkommen willentlich kontrollieren kann.

Die Behandlung des Miktionsaufschubes kann schwierig werden, wenn das Kind weitere Verhaltensprobleme zeigt, d.h., wenn der Aufschub nicht als einziges Symptom vorhanden ist, sondern das Kind sich auch in anderen Bereichen verweigert. Wenn Ihr Kind ein oppositionelles Verhalten zeigt, wird es unter Umständen auch die Mitarbeit bei den Plänen verweigern. In diesen Fällen ist es unbedingt notwendig, einen Kinderpsychiater, Kinderpsychologen oder eine Erziehungsberatungsstelle aufzusuchen, damit die allgemeinen Verhaltensprobleme mitbehandelt werden. Aus eigener Erfahrung zeigen viele Kinder mit einem Miktionsaufschub auch Aufmerksamkeitsprobleme (das so genannte ADS oder ADHS), so dass zumindest einige von einer medikamentösen Behandlung profitieren könnten. In jedem Fall sollte eine genaue Abklärung vor einer Behandlung auch dieser weitergehenden Probleme erfolgen.

Was ist eine Dyskoordination?

Die Dyskoordination ist zum Glück seltener als die Dranginkontinenz und die Harninkontinenz bei Miktionsaufschub. Sie kann sich jedoch aus beiden entwickeln. Bei der Dyskoordination handelt es sich um eine Störung der Blasenentleerung. Das Prinzip der Störung lässt sich leicht verstehen, wenn man sich die normale Blasenentleerung vergegenwärtigt. Normalerweise entspannt der Schließmuskel vollkommen, während der Blasenhohlmuskel sich zusammenzieht und die Blase sich entleert.

Bei der Dyskoordination geschieht genau das Gegenteil: anstatt sich zu entspannen, kontrahiert sich der Schließmuskel während des Wasserlassens. Deshalb müssen die Kinder pressen, um gegen den Widerstand des Schließmuskels die Blasenentleerung in Gang zu bringen. Das Wasserlassen wird mehrfach unterbrochen, da der Schließmuskel sich immer wieder anspannt. Dies erklärt die zwei wichtigsten Symptome: nämlich das Pressen zu Beginn der Blasenentleerung und der unterbrochene Harnfluss.

Die Dyskoordination ist die Form mit den häufigsten und ausgeprägtesten medizinischen Nebenwirkungen, da der Blaseninnendruck erhöht ist, die Blase sich nicht vollständig entleert (Resturin) und sogar zu der Niere zurückfließen kann (Reflux). Es ist deshalb von größter Bedeutung, dass diese Form erkannt wird. Falls Ihr Kind also presst und der Harnfluss unterbrochen ist: bitte gehen Sie sofort zum Kinderarzt und lassen dies untersuchen.

Die Dyskoordination stellt ein erlerntes Verhalten dar, das sich aus einer Dranginkontinenz oder einem Miktionsaufschub entwickelt, aber auch spontan auftreten kann. Es scheint nicht genetisch bedingt zu sein. Etwa die Hälfte der Kinder zeigt nur dieses Symptom und keine weiteren Verhaltensauffälligkeiten. Die andere Hälfte der Kinder weist jedoch auch weitergehende psychische Probleme auf.

Wie behandelt man die Dyskoordination?

Die Dyskoordination muss in Spezialzentren abgeklärt und behandelt werden, um weitere Komplikationen zu vermeiden. Die Grundprinzipien sind gleich: d.h. Kindern wird zunächst die Lage und Funktion der Blase erklärt. Sie werden angehalten, mindestens 7-mal am Tag auf die Toilette zu gehen, entspannt Wasser zu lassen und keine Haltemanöver einzusetzen.

Zusätzlich erfolgt ein so genanntes Biofeedback-Training. Dazu sitzen die Kinder auf einer Spezialtoilette, auf der der Harnfluss gemessen werden kann. Über Aufkleber auf dem Po kann die Anspannung des Beckenbodens abgeleitet werden. Während des Wasserlassens schauen die Kinder auf einen Monitor und können sehen, wie ihre Blasenentleerung verläuft. Über einen Lautsprecher hören sie, ob ihr Beckenboden angespannt ist. Durch diese Rückkopplung (Biofeedback) lernen die Kinder, ihren Beckenboden und ihren Schließmuskel während der Blasenentleerung zu entspannen.

Mehrere Untersuchungen haben zeigen können, dass diese Behandlung sehr wirksam ist. Neuerdings wird auch ein Biofeedback im häuslichen Rahmen angeboten. Dabei kann jedoch nur die Anspannung des Beckenbodens, nicht jedoch der Harnfluss an sich trainiert werden. Als Eltern sollten Sie diese Trainings nie alleine, sondern nur unter Überwachung und Anleitung von Experten durchführen, um zu einem möglichst raschen Erfolg zu kommen.

Warum sollte das Einnässen tags zuerst behandelt werden?

In diesem Kapitel wurde das etwas komplizierte Problem des Einnässens tags ausführlich behandelt. Wir hoffen, dass Sie als Eltern nicht verwirrt sind, sondern vielleicht durch Ihre Kenntnis Ihres Kindes schon jetzt einen Verdacht auf eine bestimmte Form haben. Sie können Ihrem Kinderarzt mit Sicherheit in der Zuordnung helfen, wenn Sie das Toilettenverhalten Ihres Kindes – und vor allem die Häufigkeit des Wasserlassens – kennen und angeben können. Eine Zuordnung ist so wichtig, da die Behandlung der einzelnen Formen sich grundsätzlich unterscheidet.

Erst wenn Ihr Kind tagsüber vollkommen trocken geworden ist und alle oben genannten Symptome verschwunden sind, sollten Sie überhaupt erwägen, das nächtliche Einnässen zu behandeln. Wenn Sie dieses nicht tun, werden Sie die Blasenfunktionsprobleme des Einnässens tags „verschleppen", die Komplikationsrate bei der Behandlung des Einnässens nachts wird ansteigen und die Erfolgsrate geringer sein. Um sich und Ihrem Kind Ärger und Frustration zu ersparen: bitte warten Sie, bis Ihr Kind tagsüber vollkommen trocken ist. Wenn Sie durch das Waschen der vielen Bettwäsche belastet sind – ziehen Sie in der Zwischenzeit Ihrem Kind nachts eine Windel an und „vergessen" Sie das nächtliche Einnässen, bis es tags trocken ist.

4 Einnässen nachts

Nässt Ihr Kind nur nachts ein? Wenn ja, dann sind Sie in diesem Kapitel richtig. Falls es zusätzlich einkotet, gehen Sie bitte zu Kapitel 2 zurück, falls es auch tagsüber einnässt, lesen Sie bitte Kapitel 3.

In diesem Kapitel wird das einfache, isolierte nächtliche Einnässen ausführlicher dargestellt, da es sich um die häufigste Form des Einnässens überhaupt handelt und mit guten Behandlungserfolgen assoziiert ist.

Was versteht man unter einem isolierten nächtlichen Einnässen?

Der Fachausdruck lautet: monosymptomatische Enuresis nocturna. Dieser komplizierte Ausdruck besagt, dass das Kind als einziges Symptom (monosymptomatisch) nur nachts einnässt und tagsüber keinerlei Zeichen einer Blasenfunktionsstörung zeigt.

Was sind typische Zeichen des isolierten nächtlichen Einnässens?

Typischerweise schlafen Kinder sehr tief und sind schwer erweckbar. Manche Eltern berichten, dass es fast unmöglich ist, ihr Kind wach zu bekommen. Vielleicht ist Ihnen dieses auch vertraut. Zusätzlich nässen die meisten Kinder große Mengen Urin ein, d.h. entweder „schwimmt" das Bett oder die Windel ist am nächsten Morgen schwer und klitsch nass.

Die Blasenfunktion ist tags wie auch nachts vollkommen normal, d.h. die Blase lässt sich ohne Probleme füllen und entleert sich ohne Auffälligkeiten. Mit anderen Worten: die Kinder gehen altersentsprechend häufig auf die Toilette (5- bis 7-mal), verspüren keine Drangsymptome, schieben die Miktion nicht hinaus, setzen keine Haltemanöver ein und können die Blase ohne Unterbrechung entleeren.

Was versteht man unter einem nicht-monosymptomatischen nächtlichen Einnässen?

Falls Ihr Kind irgendeines dieser letztgenannten Symptome aufweist, dann ist es eben kein isoliertes Einnässen, sondern ein so genanntes nicht-monosymptomatisches nächtliches Einnässen. In anderen Worten: die Kinder nässen zwar nur nachts ein, zeigen aber ansonsten die gleichen Symptome, die auch tags einnässende Kinder aufweisen. In diesem Fall sollten Sie sich das Kapitel 3 genau durchlesen. Dies ist wichtig, da alle Symptome tags (auch ohne Einnässen) zuerst behandelt werden müssen. Wenn dieses nicht befolgt wird, verläuft die Behandlung des nächtlichen Einnässens oft komplizierter und erfolgsloser. Alle weiteren Ausführungen beziehen sich auf das isolierte nächtliche Einnässen.

Welche Formen des isolierten nächtlichen Einnässens gibt es?

Wie schon in Kapitel 1 erwähnt, unterscheidet man zwischen Kindern, die noch nie trocken gewesen sind (primäres nächtliches Einnässen) und Kindern, die schon mindestens sechs Monate hintereinander trocken gewesen sind und dann einen Rückfall erlitten haben. Letzteres wird als sekundäres nächtliches Einnässen bezeichnet.

Diese Unterscheidung ist wichtig, da Kinder, die noch nie trocken gewesen sind, seltener psychische Auffälligkeiten zeigen – z.T. nicht häufiger als in der Bevölkerung. Dagegen sind Kinder, die einen Rückfall erlitten haben, häufig sehr viel belasteter. Es ist bekannt, dass verschiedene Lebensereignisse wie Trennung der Eltern, Umzug, Verlust eines geliebten Menschen, aber auch Schuleintritt einen Rückfall auslösen können. Auch ist die Rate von psychischen Auffälligkeiten bei dieser Gruppe von Kindern deutlich erhöht. Dieses muss beachtet werden, da einige Kinder mit einem sekundären Einnässen tatsächlich oft weitere psychotherapeutischer Hilfen benötigen. Ansonsten unterscheidet sich die Behandlung bei den primären und sekundären Formen überhaupt nicht, so dass die Therapie für beide Formen gemeinsam dargestellt werden kann.

Was ist die Ursache für das isolierte nächtliche Einnässen?

Wie schon im ersten Kapitel erwähnt, handelt es sich beim nächtlichen Einnässen nicht um eine psychisch bedingte Störung. Sauberkeitstraining wie auch Erziehungsverhalten der Eltern spielen als Ursachen keine Rolle. Wie auch oben erwähnt, ist die Blasenfunktion beim isolierten nächtlichen Einnässen tags wie auch nachts völlig normal. Mit anderen Worten: es liegt keine Erkrankung oder Störung der Blase vor.

Stattdessen handelt es sich um eine genetisch bedingte, d.h. vererbte Reifungsstörung des zentralen Nervensystems, d.h. des Gehirns. Verschiedene Komponenten, die alle vom Gehirn gesteuert werden, tragen dabei zum Einnässen bei:

1. Viele einnässende Kinder produzieren nachts mehr Urin als ihre nicht einnässenden Altersgenossen. Diese vermehrte Urinbildung (Fachausdruck: Polyurie) wird durch eine Verschiebung des Tag-Nacht-Rhythmus eines Hormones bedingt. Dieses Hormon heißt antidiuretisches Hormon oder abgekürzt ADH. Wie der Name schon besagt, hält es den Urin zurück, die Urinproduktion wird gedrosselt. Bei manchen, nicht jedoch allen Kindern, wird nachts etwas weniger Hormon ausgeschüttet, was mit einer vermehrten Urinbildung im Schlaf verbunden ist. In keinem Fall handelt es sich um einen Mangel des Hormons, sondern lediglich um eine tageszeitliche Verschiebung.

2. Die vermehrte Urin-
bildung erhöht zwar
das Risiko eines
nächtlichen Einnäs-
sens, reicht aber zur
Erklärung nicht aus.
So weiß man, dass
auch in der Bevölke-
rung viele Kinder
nachts vermehrt Urin
bilden, aber nicht ein-

nässen: sie wachen auf und gehen zur Toilette oder schlafen mit voller
Blase durch. Deshalb ist eine andere Komponente notwendig, nämlich
eine erschwerte Erweckbarkeit bei tiefem Schlaf. In Weckversuchen
mit Lautstärken bis zu 120 Dezibel (die Lautstärke von Düsenflugzeu-
gen) konnte gezeigt werden, dass nur 9 % der einnässenden Kinder,
jedoch 40 % der nicht-einnässenden erweckbar waren. Diese Untersuchungen zeigen eindeutig, dass Eltern in ihren Beobachtungen völlig
Recht haben. Viele Eltern schildern, sie könnten neben dem Bett ihres
Kindes noch so laut Krach machen, es würde einfach nicht aufwachen.

3. Die dritte Ursache des nächtlichen Einnässens ist eine fehlende Unterdrückung des Blasenentleerungsreflexes. Normalerweise schafft es das
Gehirn, die beginnende Entleerung der Blase zu unterdrücken und die
Kinder durchschlafen zu lassen. Auch diese Funktion scheint bei Kindern mit einem isolierten nächtlichen Einnässen gestört zu sein.

Alle drei Komponenten (vermehrte Urinbildung, erschwerte Erweckbarkeit und fehlende Unterdrückung der Blasenentleerung) sind genetisch
bedingt. Man weiß, dass 60 bis 80 % aller Kinder weitere Verwandte
haben, die ebenfalls einnässen oder eingenässt haben. Auch nässen sehr
viel mehr eineiige als zweieiige Zwillinge ein. Zudem wurden in den letz-
ten Jahren mehrere Genorte mit molekulargenetischen Methoden identifiziert, die die Einnässgene tragen. Die Gene selber sind zwar noch nicht
identifiziert worden, es ist jedoch nur eine Frage der Zeit, bis sie auch
gefunden werden.

Diese Erklärung des nächtlichen Einnässens ist für viele Eltern beruhigend und entlastend. Auch Kinder reagieren sehr positiv, wenn sie erfahren, dass ihre Eltern ebenfalls eingenässt haben. Von daher sollten alle Fragen zur Ursache des nächtlichen Einnässens mit den Kindern offen besprochen werden.

Was sollte man beim nächtlichen Einnässen abklären?

Auch dieses wurde im ersten Kapitel ausführlich dargestellt. Die Rate von medizinischen Komplikationen ist beim nächtlichen Einnässen sehr gering, dennoch sollten Sie Ihr Kind mindestens einmal von Ihrem Kinderarzt untersuchen lassen. Neben der Erhebung der Vorgeschichte empfehlen wir ein Miktionsprotokoll (siehe Anhang, S. 63), da hiermit die besonderen nicht isolierten Formen des nächtlichen Einnässens gut erkannt werden können. Ferner ist eine körperliche Untersuchung unbedingt notwendig. Eine Ultraschall- und Urin-Untersuchung runden die Abklärung ab. In den allermeisten Fällen sind weitere Untersuchungen nicht erforderlich und sollten bei keinem Kind ohne Grund veranlasst werden.

Wie behandelt man das nächtliche Einnässen?

Auch beim nächtlichen Einnässen sollte man mit einfachen Mitteln beginnen. Wenn diese nicht ausreichen, sollten stufenweise die nächsten Schritte geplant und durchgeführt werden.

Was versteht man unter einfachen Behandlungsschritten?

Am Anfang jeder Behandlung steht natürlich eine genaue Abklärung. Wenn es sich eindeutig um ein isoliertes nächtliches Einnässen handelt, sollten Kinder (und Eltern) informiert werden. Für viele Familien ist es sehr entlastend zu wissen, dass sie keine Schuld an dem Einnässen tragen, sondern, dass es sich um eine gut behandelbare Störung handelt, die von Geburt an angelegt ist.

Deshalb sollten zunächst alle nicht wirksamen Maßnahmen unterlassen werden. Oft haben Eltern einen langen Leidensweg hinter sich und greifen in ihrer Verzweiflung zu Maßnahmen und Methoden, die sich als unwirksam erwiesen haben. Auf alles Unwirksame sollte natürlich verzichtet werden.

Was sind unwirksame Behandlungsmethoden?

Viele Eltern meinen, dass ihr Kind weniger einnässen würde, wenn es weniger trinkt. Sie verbieten deshalb ihren Kindern, nachmittags und abends zu trinken. Diese Flüssigkeitseinschränkung wird leider immer noch von Therapeuten und einigen Ärzten empfohlen, obwohl sie sich als völlig unwirksam erwiesen hat. Im Gegenteil: viele Kinder trinken eher zu wenig als zu viel.

Wie oben erwähnt, ist das nächtliche Einnässen nicht durch einen Überschuss an Flüssigkeit bedingt, sondern durch eine vermehrte Urinbildung plus erschwerter Erweckbarkeit (oder fehlender Unterdrückung des Entleerungsreflexes) – alles Faktoren, die durch eine Flüssigkeitseinschränkung nicht beeinflusst werden können. Nur wenn Ihr Kind große Mengen (vor allem koffeinhaltiger) Flüssigkeit abends trinkt, sollten Sie dieses einschränken. Ansonsten lassen Sie Ihr Kind bitte soviel trinken, wie es möchte.

Nächtliches Wecken ist eine weitere beliebte Methode der Eltern, vor allem, da es ihnen das Gefühl gibt, etwas für ihr Kind tun zu können. Manche Eltern wecken ihr Kind und schicken es auf die Toilette, bevor sie selber einschlafen. In extremen Fällen stellen sie sich den Wecker und stehen mehrfach pro Nacht auf, um ihr Kind so vor dem Einnässen zu bewahren.

Eine andere beliebte und unwirksame Methode ist das so genannte Abhalten. Dabei wird das Kind nicht geweckt, sondern im Tiefschlaf aus dem Bett zu der Toilette getragen, dort „abgehalten" und nach dem Wasserlassen wieder zum Bett zurück getragen. Diese Methoden können zwar dazu beitragen, dass diese individuelle Nacht trocken bleibt, sie schaffen es aber nicht, dass das Kind von selbst langfristig trocken wird und bleibt. Aus diesem Grund verzichten Sie bitte auf das Wecken und Abhalten.

Ferner setzen viele Eltern unwirksame Hausmittel und Medikamente ein – z.T. aus gutem Willen, z.t. auch von Ärzten und Therapeuten empfohlen. So ist das Einreiben der Oberschenkel mit Johanniskrautöl ebenso unwirksam wie viele pflanzliche Mittel oder nicht angezeigte Medikamente. Bitte setzen Sie zu Beginn der Behandlung in Absprache mit Ihrem Kinderarzt alle bisherigen, unnötigen Mittel ab. Wichtige Medikamente, wie z. B. Antibiotika bei Harnwegsinfekten, müssen selbstverständlich weiter genommen werden.

Selbst Belohnungen können unter Umständen unwirksam sein, insbesondere wenn sie unangemessen an nicht erreichbare Ziele gebunden sind. Das nächtliche Einnässen erfolgt immer unwillkürlich, d.h. es steht nicht unter der willentlichen Kontrolle des Kindes. Es kann für das Kind sehr frustrierend sein, wenn es sich anstrengt, trotzdem einnässt und deshalb eine Belohnung nicht bekommt. Deshalb sollte niemals das Trockenwerden an sich belohnt werden, sondern immer nur die Mitarbeit des Kindes, denn das Letztere kann es ja beeinflussen. Auch können unangemessen große Belohnungen frustrierend wirken. So wurde einem Kind in Aussicht gestellt, dass es ein Fahrrad bekommt, wenn es trocken wird. Sehr viel günstiger ist es, kleinere Belohnungen als Verstärker für eine gute Mitarbeit einzusetzen, falls dieses notwendig ist.

Natürlich sollte ein Kind auch nicht bestraft werden. Leider kommt es immer noch vor, dass Eltern in ihrer Verzweiflung ihr Kind bestrafen mit Worten, Liebesentzug, aber auch mit körperlichen Schlägen und Bestrafungen. Bitte machen Sie sich wiederum klar, dass Ihr Kind wirklich nichts dafür kann, wenn es nachts einnässt und jede Strafe ungerecht und unwirksam ist. Durch Strafen werden Sie vor allem Ihr Kind, aber auch sich selber schädigen.

Stattdessen sollten Sie alles tun, um die Situation für sich und Ihr Kind zu entspannen. Versuchen Sie, den Druck zu reduzieren. Alles, was zur Entlastung der Familie beiträgt, ist erlaubt. So können Sie weiterhin die Gummiunterlagen verwenden, damit die Matratze nicht nass wird. Wenn es für Sie und Ihr Kind einfacher ist, benutzen Sie bitte auch in dieser Zeit Wegwerfwindeln. Versuchen Sie auch, möglichst viel Positives mit Ihrem Kind zu erleben – gerade wenn die Zeiten vorher für alle schwierig waren. Nachdem Sie alles Unnötige „über Bord geworfen haben", kann eine Beobachtungszeit mit Kalenderführung für viele Kinder hilfreich sein.

Was versteht man unter Kalenderführung?

Es hat sich bewährt, in der Anfangszeit Kinder zu bitten, vier Wochen lang in einen Kalender einzuzeichnen, ob die Nacht nass oder trocken war. Häufig verwenden Kinder die Symbole einer Wolke für die nassen Nächte und einer Sonne für die trockenen Nächte. Von daher hat sich der Begriff „Sonne-Wolken-Kalender" (vgl. Anhang S. 69) eingebürgert. Natürlich darf Ihr Kind jedes andere Symbol wählen, das ihm besser gefällt – Hauptsache, man kann die nassen von den trockenen Nächten unterscheiden.

Bei 15 bis 20 % der Kinder reichen diese einfachen Maßnahmen, gekoppelt an eine Kalenderführung, vollkommen aus. Sie werden so trocken und das Problem hat sich ohne weitere Behandlungsschritte gelöst.

Es gibt zwei Situationen, in denen man von den empfohlenen vier Wochen abweichen sollte. Wenn Sie sehen, dass Ihr Kind jede Nacht einnässt und nur Wolken auf seinem Kalender hat, sollten Sie die Kalenderführung nach ein bis zwei Wochen abbrechen. Jeder Mensch braucht Erfolgserlebnisse und wenn keine Veränderung zu sehen ist, ist die Kalenderführung auch nicht sinnvoll.

Wenn Ihr Kind andererseits nach vier Wochen eine deutliche Reduktion der nassen Nächte zeigt, aber noch nicht ganz trocken geworden ist, kann die Kalenderführung für weitere Wochen bis Monate fortgeführt werden. Jedes Kind ist anders, manche brauchen eben länger als vier Wochen und sollten die Zeit dazu bekommen. Falls nach der Kalenderführung keine eindeutige Verbesserung zu verzeichnen ist, erfolgt der nächste Schritt, nämlich die Behandlung mit einem Kingelgerät.

Was versteht man unter einem Klingelgerät?

Die Behandlung mit einem Klingelgerät steht nach der Kalenderführung an erster Stelle, weil es mit Abstand die wirksamste Methode in der Behandlung des nächtlichen Einnässens ist. Viele Studien haben gezeigt, dass 60 bis 80 % aller Kinder trocken werden, wenn die Behandlung korrekt durchgeführt wird. Leider ist es häufig der Fall, dass Eltern

mit einem Klingelgerät alleine gelassen werden und die Behandlung vorzeitig abbrechen oder nicht korrekt durchführen.

Das Prinzip eines Klingelgerätes ist sehr einfach. Es besteht aus einem Feuchtigkeitsfühler, einem Kabel und einer Klingel. Wenn der Feuchtigkeitsfühler nass wird, wird ein Stromkreis geschlossen und eine Batterie löst ein Klingelgeräusch aus.

Welche Formen von Klingelgeräten gibt es?

Im Prinzip stehen zwei verschiedene Gerätetypen zur Verfügung: tragbare Geräte (die so genannte Klingelhose) und Bettgeräte (die so genannte Klingelmatte).

Bei den modernen tragbaren Geräten handelt es sich nicht um eine „Hose", sondern um einen Feuchtigkeitsfühler, der z. B. mit einem Gummiring an einer Unterhose in der Nähe des Genitals befestigt wird. Das Kabel führt zu einer Klingel, die in der Nähe des Ohres an einer Stofffalte des Schlafanzuges festgeklemmt werden kann. Die Klingeln sind inzwischen sehr ansprechend gestaltet, z.T. auch kindgerecht in Form einer Maus.

Die Bettgeräte bestehen aus einem Feuchtigkeitsfühler, der unter das Bettlaken ins Bett gelegt wird. Dieser Fühler besteht entweder aus einer beschichteten Aluminiumfolie, oder aus einem Stoff mit eingenähten Drähten. Das Kabel wird an die Matte angeschlossen und führt zu einer ebenfalls batteriebetriebenen Klingel, die neben das Bett gestellt wird.

Mehrere Untersuchungen haben zeigen können, dass beide Geräte gleich wirksam sind. Die Auswahl sollte deshalb den Kindern überlassen werden. Aus eigener Erfahrung werden die tragbaren Geräte eher von jüngeren Kindern bevorzugt. Zudem können sie auch mit einer Windel eingesetzt werden. Der Feuchtigkeitsfühler wird an einer Unterhose festgemacht, darüber wird, wie üblich, die Windel angezogen. Dies ist natürlich bei den Bettgeräten nicht möglich. Die Flüssigkeit muss ja durch den Schlafanzug und das obere Bettlaken fließen, um das Klingelgerät auszulösen. Bettgeräte werden von älteren Kindern und Jugendlichen bevorzugt, die in fast allen Fällen ungern eine Klingel am Körper tragen. Zudem sind Bettgeräte häufig lauter als die tragbaren Geräte, was sich bei der erschwerten Erweckbarkeit positiv auswirkt.

Ansonsten sind beide Geräte in ihrer Wirkungsweise völlig vergleichbar. Sie erhalten die Geräte über ein Rezept Ihres Kinderarztes. Auf dem Rezept muss die Diagnose vermerkt werden (z. B. Enuresis nocturna). Auch die genaue Geräteart, Bezeichnung und Hersteller sollte aufgeschrieben werden. Sie können das Gerät dann in einer Apotheke oder einem Sanitätshaus bestellen.

Wann sollte eine Behandlung mit einem Klingelgerät durchgeführt werden und wann nicht?

Das Klingelgerät ist die wirksamste Behandlungsmethode und sollte deshalb zumindest erwogen werden. Bestimmte Voraussetzungen müssen jedoch erfüllt sein, damit sie zum Erfolg führt. Wie schon oben erwähnt, sollten ein Einkoten, ein Einnässen tags, wie auch Blasenfunktionsstörungen tags (ohne Einnässen) immer zuerst behandelt werden.

Ganz entscheidend ist die Motivation des Kindes. Wenn das Kind nicht unter dem Einnässen leidet und kein Interesse hat, dass es verschwindet, wird die Erfolgsrate gering sein. Ganz besonders schwierig sind Situationen, in denen Sie als Eltern den Hauptdruck zum Trockenwerden verspüren, während es Ihrem Kind egal ist. In solchen Situationen wird das Klingelgerät abends zu Streit und Auseinandersetzungen beitragen. Wenn Ihr Kind also nicht zu einer solchen Behandlung motiviert ist, ist es ratsamer, abzuwarten, bis es tatsächlich das Einnässen leid ist und trocken werden will. Alternativ kann man natürlich eine Behandlung mit einem Medikament durchführen.

Auch von Elternseiten müssen manche Bedingungen für eine erfolgreiche Behandlung mit einem Klingelgerät vorhanden sein. Im Prinzip handelt es sich um eine „Familientherapie", da gerade jüngere Kinder die aktive Mitarbeit der Eltern benötigen. Erfahrungsgemäß schlafen Kinder nach dem Klingeln und Aufwachen meistens problemlos wieder ein. Dagegen klagen viele Mütter über die negativen Auswirkungen des Schlafverlustes. Wenn Eltern nicht genügend schlafen, angespannt sind und der Stress in der Familie ansteigt, ist keinem geholfen. Auch in diesen Fällen sollte dann eher eine Behandlung mit einem Medikament erwogen werden.

Auf folgende weitere Situationen sollten Sie als Eltern besonders achten: Wenn Sie nachts einen Säugling oder ein jüngeres Geschwisterkind zu versorgen haben und sowieso aufstehen, wird eine zusätzliche Klingelbehandlung Sie überfordern. Wenn Sie beruflich sehr stark eingespannt sind und Ihren nächtlichen Schlaf brauchen, sollten Sie sich dieses ebenfalls genau überlegen. Auch sollten Sie genau abwägen, ob Sie die Behandlung mit einem Klingelgerät lang genug durchhalten können. Im Allgemeinen sollte eine Klingelgerätbehandlung maximal 16 Wochen durchgeführt werden. Haben Sie die Muße und Bereitschaft, diesen Einsatz für Ihr Kind zu leisten? Wenn ja und wenn Ihr Kind motiviert ist, dann sind die Bedingungen optimal.

Wie wird eine Klingelgerätbehandlung durchgeführt?

Auch dies sollten Sie mit Ihrem Kind genau besprechen, so dass es über alle Schritte informiert ist. Der Ablauf ist relativ einfach. Schicken Sie Ihr Kind vor dem Schlafengehen noch einmal auf die Toilette, so dass die Blase ganz leer ist. Das Klingelgerät wird angelegt. Bei dem tragbaren Gerät wird der Feuchtigkeitsfühler an der Unterhose befestigt und die Klingel am Schlafanzug. Bei dem Bettgerät kommt der Fühler unter das oberste Bettlaken, die Klingel neben das Bett. Das Kind schläft ein und wenn es sich um eine trockene Nacht handelt – geschieht gar nichts. Das Klingelgerät kann am nächsten Morgen wieder abgenommen und ausgestellt werden.

Wenn es jedoch zum Einnässen kommt, fängt die Klingel an zu läuten. Ihr Kind soll versuchen, möglichst rasch aufzustehen und wach zu werden. Gerade bei jüngeren Kindern ist Ihre Mitarbeit als Eltern unbedingt erforderlich. Damit die Klingelgerätbehandlung wirksam sein kann, ist es wirklich notwendig, dass Ihr Kind in zeitlicher Bindung zum Klingeln wach wird und die weiteren Abläufe bewusst wahrnimmt. Es ist dabei nicht notwendig, dass das Kind durch das Klingeln selber wach wird. Es genügt, wenn Sie es wecken – Hauptsache, kurz nach dem Klingeln. Manche Kinder benötigen ein Rütteln und Schütteln, manche sogar einen feuchten Waschlappen.

Anschließend soll Ihr Kind auf die Toilette gehen, dort den Rest in die Toilette machen und eine neue Unterhose bzw. Schlafanzug anziehen. Das Klingelgerät wird getrocknet, wieder angelegt und angestellt. Wenn dies zweimal pro Nacht geschehen sollte, muss die gleiche Prozedur wiederholt werden.

Ganz wichtig ist es, den Ablauf in einem Protokoll zu vermerken. Wichtige Informationen bei den trockenen Nächten sind, ob Ihr Kind bei voller

Blase spontan aufsteht (d.h. ohne Klingeln) und auf die Toilette geht. Bei den nassen Nächten sollte vermerkt werden: Zeitpunkt des Klingelns, ob Ihr Kind von selbst wach oder durch Sie geweckt wurde, ob die Einnässmenge klein, mittel oder groß war und ob Ihr Kind noch einen Rest in die Toilette lassen konnte. Diese Informationen sind deshalb wichtig, da sie Zwischenschritte auf dem Weg zur Trockenheit anzeigen. So ist es positiv zu sehen, wenn Ihr Kind von selber aufwacht, die Einnässmengen nachlassen und es den Rest in die Toilette macht.

Um erfolgreich zu sein, muss das Klingelgerät jede Nacht konsequent eingesetzt werden, bis Ihr Kind 14 Tage hintereinander trocken geblieben ist. Danach ist Ihr Kind definitionsgemäß trocken geworden. Sie sollten das Gerät nicht wegwerfen, sondern verstauen, falls es zu einem Rückfall kommen sollte.

Insgesamt muss man mit dem Klingelgerät etwas Geduld haben. Es gibt extrem schnelle Kinder, die schon nach drei Wochen trocken sind. Andere benötigen eine längere Zeit, meistens zwischen sechs bis zehn Wochen. Vereinzelte Kinder brauchen noch länger, denn jedes Kind ist ein Individuum und benötigt eben seine individuelle Zeit.

Falls Ihr Kind nach 16 Wochen (vier Monaten) noch nicht trocken geworden ist, gibt es zwei Möglichkeiten: entweder mit Ihrem Kinderarzt eine Änderung des Programms zu besprechen oder aber das Klingelgerät ganz abzusetzen. Erfolglose Versuche über vier Monate hinweg sind für Sie, als Eltern, wie auch Ihr Kind nur demotivierend und nicht zu empfehlen. Eher ist es günstiger, eine andere Therapieform einzuschieben, und vielleicht zum späteren Zeitpunkt einen erneuten Versuch zu starten.

Wie erfolgreich ist die Klingelgerätbehandlung und wie funktioniert sie?

Verschiedene Studien haben zeigen können, dass ca. 70 % aller Kinder unter einer korrekt durchgeführten Behandlung mit dem Klingelgerät trocken werden. Anders ausgedrückt heißt das auch, dass 30 % nicht auf die alleinige Klingelgerätbehandlung ansprechen.

Man weiß nicht genau, wie das Klingelgerät funktioniert. Man weiß jedoch, dass es funktioniert und das ist das Entscheidende. Lange wurde darüber diskutiert, ob es sich um ein so genanntes klassisches Konditionieren handelt. Dazu wäre es allerdings notwendig, dass das Klingeln vor dem Einnässen erfolgt, nicht erst anschließend. Stattdessen handelt es sich vermutlich um ein komplexes Lernprogramm mit sowohl verstärkenden Elementen (Lob, Erfolgserlebnisse) wie auch unangenehmen Elementen (Aufwecken, auf die Toilette gehen, Bett abziehen usw.).

Eine erfolgreiche Klingelgerätbehandlung kann zwei Resultate aufweisen: ein Drittel der Kinder lernt, bei voller Blase aufzuwachen und auf die Toilette zu gehen. Dieser nächtliche Toilettengang wird mit dem Fachausdruck als Nykturie bezeichnet. Die Nykturie kann als ein Restzeichen eines ehemaligen Einnässens verstanden werden. Viele Kinder wie auch Erwachsene behalten das nächtliche Aufstehen bei. Zwei Drittel der Kinder lernt, mit voller Blase durchzuschlafen. In diesen Fällen bewirkt das Klingelgerät, dass die Entleerungsreflexe der vollen Blase unterdrückt werden, so dass das Kind ohne Einnässen bis zum nächsten Morgen schläft. Welches Resultat erreicht wird, ist egal – Hauptsache, das Kind ist trocken.

Wie häufig sind Rückfälle?

Wenn ein Kind gelegentlich einnässt, kann dieses für Kind und Familie sehr deprimierend sein. Falls dies bei Ihrem Kind passieren sollte, trösten Sie es und sagen ihm, dass das überhaupt nichts ausmacht. Es kommt bei vielen Kindern vor und ist noch lange kein Rückfall.

Von einem Rückfall spricht man erst, wenn Ihr Kind regelmäßig zweimal pro Woche einnässen sollte. Ca. 15 bis 20 % der Kinder erleiden einen Rückfall. In diesem Fall gibt es eine klare Empfehlung: bitte sofort mit dem Klingelgerät neu anfangen. Wenn man dieses nicht hinauszögert, werden die meisten Kinder nach dem Rückfall wieder trocken. Von daher ist es gut, wenn Sie Ihr Klingelgerät noch eine Weile aufheben.

Wann sollte das Klingelgerät mit anderen Behandlungsmethoden kombiniert werden?

Es gibt eine Reihe von besonderen Situationen, in denen sich das Klingelgerät gut mit anderen Methoden kombinieren lässt. Falls das Gerät wiederholt über längere Zeit zwei- bis dreimal pro Nacht klingeln sollte, muss etwas zusätzliches unternommen werden. Ein wiederholtes nächtliches Klingeln könnte für eine Drangstörung (ohne Einnässen tags) sprechen (siehe auch Kapitel 3). In diesem Fall kann es sinnvoll sein, die Blase über Nacht „ruhig zu stellen", so dass sie sich nicht vorzeitig im halbvollen Zustand kontrahiert. Dazu sollte abends eine halbe bis eine Tablette Oxybutinin (Dridase®) in Kombination mit dem Klingelgerät verabreicht werden. In ausgeprägten Fällen muss die Drangsymptomatik tagsüber, wie in Kapitel 3 beschrieben, mit Oxybutinin und Plänen behandelt werden und nachts das nächtliche Einnässen mit dem Klingelgerät.

Bei sehr demotivierten Kindern, die häufig einnässen und zusätzliche Verhaltensprobleme zeigen, kann es sinnvoll sein, das Klingelgerät mit dem Medikament Desmopressin (Minirin®) zu kombinieren. Hierbei wird das Medikament über sechs Wochen parallel mit dem Klingelgerät gegeben. Wenn die Kinder darauf ansprechen, haben sie das Erfolgserlebnis, trocken zu sein und sind sehr viel motivierter, sich der Klingelgerätbehandlung zu stellen. Das Medikament wird nach sechs Wochen abgesetzt und das Klingelgerät bis zur Behandlung fortgesetzt.

Um die Mitarbeit und Motivation der Kinder zu stärken, kann ein so genanntes Arousal-Training (Erweckbarkeits-Training) durchgeführt werden. Dabei werden Kinder aufgefordert, innerhalb von drei Minuten aufzustehen und auf die Toilette zu gehen. Wenn sie dieses Ziel erreichen, erhalten sie noch in der gleichen Nacht zwei kleine Belohnungen (z. B. Sticker). Falls sie es nicht erreichen, müssen sie einen Sticker zurückgeben. Bei jüngeren Kindern hat es sich bewährt, bei Erreichen des Zieles einen Sticker zu geben. Beim Nichterreichen erhalten sie zwar keinen Sticker, müssen aber auch nichts wieder zurückgeben. Dies wäre für jüngere Kinder schwer zu verkraften. Das Prinzip des Arousal-Trainings ist eine positive Verstärkung der Mitarbeit, die tatsächlich von den Kindern steuerbar ist.

Unter keinen Umständen sollte das Trockensein an sich verstärkt werden. Wie oben beschrieben, erfolgt das nächtliche Einnässen immer unwillkürlich, so dass es für viele Kinder unfair und frustrierend wirkt, wenn sie das Ziel trotz aller Anstrengungen nicht erreichen und die in Aussicht gestellte Belohnung nicht bekommen.

Wann sollte eine Behandlung mit dem Klingelgerät beendet werden?

Wie oben beschrieben, kann das Klingelgerät abgesetzt werden, wenn das Kind 14 Tage hintereinander trocken ist. Falls es sich nicht motivieren lässt und die Mitarbeit verweigert, hat es wenig Zweck, gegen den Willen des Kindes mit allen Mitteln die Behandlung zu erzwingen. Viel sinnvoller ist es, eine Pause einzulegen und zu warten, bis das Kind die nötige Motivation zeigt. In solchen Fällen kann es auch sinnvoll sein, wieder Windeln anzuziehen, um die Belastungen in der Familie zu reduzieren. Auch wenn Sie als Eltern merken, dass Sie trotz guten Willens es nicht schaffen, nachts aufzustehen oder nicht wieder einschlafen können, sollten Sie ebenfalls überlegen, ob eine Pause nicht für alle Beteiligten besser wäre. In solchen Fällen kann man auch zu einer Behandlung mit Medikamenten greifen.

Wann behandelt man mit Medikamenten?

Eine medikamentöse Behandlung ist beim nächtlichen Einnässen eindeutig Mittel der zweiten Wahl. Es gibt jedoch eine Reihe von Situationen, bei denen Medikamente sinnvoll und angezeigt sind. In dem vorherigen Abschnitt wurden einige Situationen aufgeführt, nämlich, wenn Ihr Kind nicht motiviert ist und Sie die Behandlung nicht leisten können. Medikamente sind ebenfalls gut geeignet, falls Ihr Kind schnell trocken werden muss, z. B. vor einem Urlaub oder vor einer bevorstehenden Klassenfahrt. Medikamente können ebenfalls sinnvoll sein, wenn alle anderen Methoden ohne Erfolg blieben. In solchen Fällen, gerade bei Jugendlichen, kann eine langfristige medikamentöse Therapie auch sinnvoll sein.

Welche Medikamente haben eine positive Wirkung auf das nächtliche Einnässen?

Im Prinzip gibt es nur zwei Stoffe, die einen nachgewiesenen Effekt bei dem nächtlichen Einnässen haben. Das erste Mittel ist das Desmopressin, ein Stoff, der dem natürlichen antidiuretischen Hormon (ADH) sehr ähnlich ist. Dieses Medikament sollte bevorzugt eingesetzt werden. Das Mittel der ferneren Wahl ist ein Antidepressivum wie das Imipramin (Tofranil®). Medikamente müssen natürlich vom Arzt verschrieben und die Behandlung überwacht werden.

Wie wirkt die Behandlung mit Desmopressin?

Desmopressin (Minirin®) kann als Nasenspray oder als Tablette verabreicht werden. Das Nasenspray scheint etwas wirksamer zu sein, wird jedoch von einzelnen Kindern abgelehnt. Das Medikament führt dazu, dass nachts weniger Urin gebildet wird. Vermutlich hat es noch weitere Effekte auf das zentrale Nervensystem, die noch nicht endgültig erforscht sind.

Das Medikament wird ausschließlich abends vor dem Schlafengehen verabreicht. Ca. 70 % sprechen auf das Medikament an und werden unter Medikamentengabe trocken oder haben zumindest sehr viel seltener nasse Nächte. Wenn es abgesetzt wird, bleibt ein kleiner Teil der Kinder anschließend trocken, die meisten erleiden jedoch einen Rückfall. Deshalb ist die Langzeitwirkung von Medikamenten insgesamt niedriger als die des Klingelgerätes.

Jedes Kind braucht eine bestimmt Dosis. Diese muss langsam herausgefunden werden. Die Dosis beträgt bei dem Nasenspray zwischen zwei bis vier Hüben am Abend, bei den Tabletten zwischen ein und zwei Tabletten abends. Man beginnt mit der niedrigsten Dosis. Bei dem Nasenspray sind dieses zwei Hübe am Abend, die über zwei Wochen gegeben werden sollten. Falls diese nicht ausreichen, kann die Dosis in der dritten Woche auf insgesamt drei Hübe und in der vierten Woche auf insgesamt vier Hübe erhöht werden. Bei den Tabletten gibt man in den ersten zwei Wochen eine

Tablette abends, falls diese nicht ausreicht, in den nächsten zwei Wochen zwei Tabletten abends. Falls das Medikament keine Wirkung zeigt, sollte es natürlich abgesetzt werden. Jedes Ansetzen der Medikamente wie auch Änderungen sollten Sie mit Ihrem Kinderarzt besprechen. Falls das Medikament jedoch wirkt, kann es auch längerfristig gegeben werden. Nach drei Monaten spätestens sollte ein Absetzversuch erfolgen, um zu sehen, ob die Medikamente noch gebraucht werden. Alle diese Dinge sollten Sie nicht eigenständig vornehmen, sondern immer in ärztlicher Absprache.

Desmopressin zeigt insgesamt wenige und seltene Nebenwirkungen. Manche Kinder klagen über Reizungen in der Nase (beim Spray), leichte Bauch- und Kopfschmerzen. Auch ist eine motorische Unruhe bei einzelnen Kindern beschrieben worden. Die einzige schwere Nebenwirkung tritt vor allem dann auf, wenn Kinder vermehrt Flüssigkeit trinken und zu viel Medikamente nehmen. In diesen Fällen hat der Körper Flüssigkeit aufgenommen und kann sie nicht mehr loswerden. Es kann zu einer Blutverdünnung bis zur Bewusstlosigkeit und Notwendigkeit einer intensiv-medizinischen Behandlung kommen. Zum Glück sind diese Nebenwirkungen sehr selten, nur müssen Sie als Eltern darüber informiert sein. Es wird deshalb empfohlen, das Medikament vor dem Schlafengehen zu geben, und anschließend nichts mehr zu trinken. Die Wirkung des Medikamentes ist üblicherweise bis zum nächsten Morgen abgeklungen. Reguläre Laborkontrollen sind bei Desmopressin nicht notwendig. Auch greift es nicht in den körpereigenen Kreislauf der Hormone ein.

Wann behandelt man mit Antidepressiva?

Auch Antidepressiva wie das Imipramin (Tofranil®) haben einen positiven Effekt auf das Einnässen. Die Wirkungen sind durchaus vergleichbar mit dem Desmopressin. Ca. 70 % der Kinder werden trocken oder nässen seltener ein unter dem Medikament, wenn es jedoch abgesetzt wird, ist die Rückfallquote relativ hoch. Die Einschränkungen beim Imipramin beziehen sich auf die Nebenwirkungen. So können alle Antidepressiva Veränderungen bei den Blutwerten bewirken. Besonders beachtet werden müssen Nebenwirkungen auf die Herzfunktion. So können Herzrhythmusstörungen auftreten. Deshalb wird empfohlen, neben einer Kontrolle der Blutwerte auch Ableitungen der Herzströme (EKG) durchzuführen. Mit anderen Worten: bei einer Behandlung mit Antidepressiva muss eine engere ärztliche Überwachung erfolgen. Die gewählten Dosen sollten möglichst gering gehalten werden, man beginnt mit 10 bis maximal 20 mg am Abend. Alle Einzelheiten sollten Sie mit Ihrem Kinderarzt genau besprechen.

Obwohl Antidepressiva selten eingesetzt werden, gibt es auch Fälle, in denen sie sinnvoll sein können: nämlich, wenn alle anderen Methoden versagt haben. Gerade bei Jugendlichen kann es eine große Erleichterung sein, wenn sie nach allen vergeblichen Versuchen endlich mit einem Antidepressivum trocken werden. Da sie nicht abhängig machen, können sie auch langfristig eingesetzt werden.

Zusammenfassung und Ausblick

In diesem Kapitel wurden das isolierte nächtliche Einnässen und die vielfältigen Behandlungsmethoden detailliert dargestellt. Immer sollte eine genaue Diagnostik, d.h. Abklärung, vorausgehen. Die Behandlung sollte mit einfachen Mitteln beginnen und je nach Bedarf gesteigert werden. Und ganz entscheidend ist die Mitarbeit und Motivation Ihres Kindes. Wenn es trocken werden möchte, wird man in vielen Fällen einen Weg dazu finden.

5 Einnässen und psychische Auffälligkeiten

Die Hauptfrage zu diesem Kapitel lautet: zeigt mein Kind zusätzlich zum Einnässen weitere seelische oder Verhaltensauffälligkeiten? Sie sollten sich genau fragen, ob es andere Bereiche gibt, über die Sie sich Sorgen machen. Falls Sie beunruhigt sind über die Entwicklung Ihres Kindes, sein Verhalten in der Schule oder zu Hause oder über sein emotionales Befinden, sollten Sie sich an einen Kinderpsychiater, Kinderpsychologen oder Kinderarzt mit entsprechender Zusatzqualifikation wenden.

Wie häufig sind psychische Störungen bei Kindern, die einnässen?

Wie schon im Eingangskapitel erwähnt, leiden die meisten Kinder tatsächlich unter dem Einnässen. Sie sind traurig, schämen sich und zeigen Selbstwertprobleme. Viele dieser Zeichen werden sich mit Erreichen des Trockenwerdens zurückbilden. Andererseits leiden 20 bis 40 % aller Kinder unter zusätzlichen, ausgeprägten seelischen oder Verhaltensproblemen. Die Zusammenhänge mit dem Einnässen sind häufig nicht klar.

So gibt es insgesamt vier verschiedene Möglichkeiten, wie Einnässen und psychische Auffälligkeiten miteinander verbunden sein können:

1. Bei einzelnen Kindern können die Auffälligkeiten Folge des Einnässens sein und werden sich mit dem Trockenwerden zurückbilden.

2. Bei anderen Kindern waren die psychischen Auffälligkeiten schon vorher vorhanden und können, z. B. bei dem sekundären nächtlichen Einnässen, sogar einen Rückfall auslösen.

3. In einzelnen Fällen, wie bei Kindern mit einem nächtlichen Einnässen und Aufmerksamkeitsstörungen, können sogar gemeinsame biologische Faktoren eine Rolle spielen.

4. Zuletzt können psychische Auffälligkeiten und Einnässen rein zufällig zusammen auftreten und es entspricht mehr Ihrem Bedürfnis, eine ursächliche Verbindung zu sehen. Möglicherweise liegt sie gar nicht vor.

Unabhängig von den möglichen ursächlichen Zusammenhängen, die im Einzelfall oft auch nicht zu klären sind, gilt immer das Grundprinzip: das Einnässen sollte separat behandelt werden mit dem Ziel, dass Ihr Kind trocken wird. Falls weitere Probleme vorhanden sind, erfordern diese eine zusätzliche Behandlung.

Bei welchen Einnässformen sind psychische Störungen häufig?

Wie schon mehrfach erwähnt, ist das Risiko für Verhaltensauffälligkeiten bei einnässenden Kindern insgesamt zwei- bis vierfach erhöht. Ein besonders geringes Risiko haben Kinder mit einem primären nächtlichen Einnässen und einer Dranginkontinenz. Ein besonders hohes Risiko haben Kinder mit einem Miktionsaufschub und einem sekundären nächtlichen Einnässen. Diese erhöhten Risiken sind natürlich nur allgemeine, statistische Hinweise, die für Fachleute hilfreich sein können. Für Ihr Kind gilt es, in jedem Fall zu prüfen, ob nur das Einnässen vorliegt (der wahrscheinlichste Fall) oder ob es in anderen Bereichen weitere Hilfen benötigt.

Welche Verhaltensauffälligkeiten sind am häufigsten bei einnässenden Kindern?

Bei psychischen Auffälligkeiten können grob zwei große Bereiche unterschieden werden:

1. Die so genannten internalisierenden Störungen, auch emotionale oder seelische Störungen genannt. Früher wurde auch der Begriff Neurose

hierfür verwendet. Zu diesen Störungen zählen Depressionen, Ängste und andere Störungen.

2. Die so genannten externalisierenden Störungen, die durch ein äußerlich sichtbares Verhalten erkannt werden können. Hierzu gehören die hyperkinetischen oder Aufmerksamkeitsstörungen. Diese sind durch eine gesteigerte Motorik, eine geringere Konzentrationsspanne, eine erhöhte Ablenkbarkeit und Impulsivität (Handeln ohne zu Denken) gekennzeichnet. Ferner können Störungen des Sozialverhaltens auftreten, entweder durch ein verweigerndes Verhalten oder ein regelmäßiges Übertreten der Normen.

Die landläufigen Vorurteile und Meinungen, die auch noch von Therapeuten und Ärzten vertreten werden, sehen das Einnässen als internalisierende Störung. Manche sprechen sogar von der „Blase, die weint". Wie in diesem ganzen Ratgeber hoffentlich deutlich geworden ist, ist das Einnässen in den allermeisten Fällen nicht psychisch bedingt. Ferner konnten Untersuchungen zeigen, dass internalisierende Störungen wie Depressionen bei einnässenden Kindern sehr viel seltener sind als externalisierende Störungen.

Die wichtigste Einzelstörung, die beim Einnässen vorkommen kann, ist tatsächlich eine Aufmerksamkeitsstörung (ADS oder ADHS), bzw. ein hyperkinetisches Syndrom (HKS). Mit anderen Worten: von der Tendenz her ist ein einnässendes Kind nicht ängstlich, zurückhaltend und depressiv, sondern im Gegenteil zappelig, unruhig, expansiv und rüttelt an den Grenzen, die ihm gesetzt werden.

Doch auch diese allgemeinen Diskussionen sind für Fachleute wichtiger als für Eltern mit ihrem individuellen Kind. Für Ihr Kind gilt deshalb die Frage: liegt irgendeine weitere Problematik neben dem Einnässen vor? Wenn ja und wenn sie nach dem Trockenwerden noch vorhanden ist, kann eine weitere Behandlung angezeigt sein.

Wann behandelt man das Einnässen, falls weitere Probleme vorliegen?

Nach den oberen Ausführungen sollte die Behandlung des Einnässens mit dem Ziel einer Trockenheit immer zuerst erfolgen. Wenn Ihr Kind trocken geworden ist, reicht es oft noch aus, zu überprüfen, ob weitere Schritte überhaupt erforderlich sind. Einer reinen Psychotherapie auf Grund des Einnässens sollten Sie nicht zustimmen. Falls Ihr Kind weitere Probleme zeigt, können weitergehende Psychotherapien, wie Spieltherapien, durchaus sinnvoll und wirksam sein.

In ganz wenigen Fällen, bei denen Ihr Kind so mit seinen Problemen beschäftigt ist, dass es sich nicht an der Behandlung des Einnässens beteiligen kann, sollte die Psychotherapie zuerst erfolgen, im späteren Schritt die Behandlung des Einnässens.

6   Zum Abschluss

Das Ziel dieses Ratgebers war es, Ihnen als Eltern kurz einen Überblick über die verschiedenen Formen des Einnässens zu geben sowie Sie über die vielfältigen Behandlungsmöglichkeiten zu informieren. Das Einnässen ist als offizielle Erkrankung nach der ICD-10 der Weltgesundheitsorganisation anerkannt. Wenn Ihr Kind trocken werden möchte und darunter leidet: bitte suchen Sie Ihren Kinderarzt auf oder holen Sie sich sonstige professionelle Hilfe. Verlieren Sie das Ziel nicht aus den Augen: wenn Ihr Kind trocken geworden ist, werden sich viele andere Probleme gelöst haben. Der Einsatz lohnt sich wirklich!

Literaturhinweise

Gontard, A. von (2001). *Einnässens im Kindesalter: Erscheinungsformen - Diagnostik - Therapie.* Stuttgart: Thieme.

Gontard, A. von (2001). *Bettnässen – ein Elternratgeber.* Düsseldorf: Walter.

Gontard, A. von & Lehmkuhl, G. (2002). *Enuresis.* Leitfaden Kinder- und Jugendpsychotherapie. Göttingen: Hogrefe.

Gontard, A von (2004). *Enkopresis: Erscheinungsformen – Diagnostik – Therapie.* Stuttgart: Kohlhammer.

Anhang

24-Stunden-Protokoll						

Name: —————————— Vorname: —————————— Geb.-Datum: ——————

Protokoll-Datum: ————————————————————

Uhr-zeit	Urin-menge	Drang-symptomatik	Stottern Pressen	Einnässen: feucht/nass	Trink-menge	Bemer-kung

24-Stunden-Protokoll
über Toilettengang und Einnässen

Um Ihr Kind richtig betreuen zu können, sind wir auf Ihre Beobachtung angewiesen.

Bitte notieren Sie an einem Tag, an dem Ihr Kind nicht zur Schule oder in den Kindergarten geht, jedes Wasserlassen sowie jedes Einnässen. Dies sollte in dem Zeitraum vom ersten Wasserlassen morgens bis zum nächsten Tag, möglichst bis zum Abend festgehalten werden.

Bitte sprechen Sie am Tag vorher mit Ihrem Kind darüber. Es soll Ihnen jedesmal Bescheid sagen, wenn es zur Toilette gehen muss. Es sollte dann in ein Messgefäß oder in ein Töpfchen Wasserlassen. Sie brauchen den Urin nicht aufzubewahren.

In dieser Zeit sollte Ihr Kind nur nach Harndrang zur Toilette gehen, also nicht von Ihnen zum Toilettengang angehalten werden.

Notieren Sie dann bitte in dem umseitigen Protokollbogen Uhrzeit und Urinmenge. Wenn das Kind eingenässt hat, auch wenn die Hose nur feucht ist, kreuzen Sie dieses an.

Unter „Drangsymptomatik" machen Sie ein Kreuz, wenn das Kind bei plötzlichem Harndrang die Beine zusammenpresste, in die Hocke ging, zur Toilette rennen musste und/oder dabei vorzeitig Urin ließ.

Auffälligkeiten beim Wasserlassen kreuzen Sie bitte in der Spalte „Pressen/ Stottern" an. Achten Sie darauf, wie stark und kontinuierlich der Harnstrahl ist.

Die Urin- und Trinkmenge messen Sie bitte mit dem Messbecher ab.

Wenn möglich, füllen Sie bitte an zwei folgenden Tagen jeweils ein Protokoll aus (also insgesamt 48 Stunden) da dieses noch zuverlässiger und genauer ist.

VIELEN DANK!

Anamnesefragebogen: Einnässen/Harninkontinenz
von R. Beetz, A. von Gontard und B. Lettgen

Name: _____ Vorname: _____

Alter: _____ Datum: _____

	Ja	Nein	?
Einnässen am Tag:	☐	☐	☐
War Ihr Kind tagsüber schon trocken?	☐	☐	☐

Wenn ja, wie lange und _____

in welchem Alter _____

Wird die Wäsche	feucht?	☐	☐	☐
	nass?	☐	☐	☐
Nässt es überwiegend	nachmittags?	☐	☐	☐
	verteilt über den Tag?	☐	☐	☐
	abwechselnd feucht und nass?	☐	☐	☐

An wievielen Tagen in der Woche nässt Ihr Kind ein? _____

Wie oft am Tag nässt Ihr Kind ein? _____

	Ja	Nein	?
Einnässen in der Nacht:	☐	☐	☐
War Ihr Kind nachts schon mal trocken?	☐	☐	☐

Wenn ja, wie lange und _____

in welchem Alter _____

Ist das Bettzeug	triefend nass?	☐	☐	☐
	feucht?	☐	☐	☐
	abwechselnd feucht und nass?	☐	☐	☐
Wird Ihr Kind nachts durch Harndrang wach?		☐	☐	☐
Wird Ihr Kind im nassen Bett wach?		☐	☐	☐
Ist Ihr Kind auffällig schwer erweckbar?		☐	☐	☐
Nässte jemand aus der Verwandtschaft lange ein?		☐	☐	☐

Wenn ja, wer? _____

In wie vielen Nächten pro Woche nässt Ihr Kind ein ? _____

Toilettengang

Wie oft geht Ihr Kind spontan pro Tag zum Wasserlassen? _____

Wenn Sie Ihr Kind längere Zeit bei sich haben (Reisen, Einkaufen usw.),

nach wieviel Stunden muss es Wasserlassen? _____

	Ja	Nein	?
Müssen Sie Ihr Kind häufiger zum Wasserlassen auffordern?	☐	☐	☐
Muss Ihr Kind während des Wasserlassens anhaltend pressen?	☐	☐	☐
Erfolgt das Wasserlassen mit Unterbrechungen?	☐	☐	☐
Ist der Harnstrahl kräftig?	☐	☐	☐
Haben Sie den Eindruck, dass sich Ihr Kind genügend Zeit zum Wasserlassen nimmt?	☐	☐	☐

	Ja	Nein	?

Verhalten bei Harndrang

Hat Ihr Kind urplötzlichen, überstarken Harndrang? ☐ ☐ ☐

Muss bei Harndrang sofort die Toilette aufgesucht werden,
weil das Kind sonst einnässt? ☐ ☐ ☐

Benutzt Ihr Kind Haltemanöver, um den Drang zurückzuhalten,
z. B. Herumhampeln, Beine zusammenpressen, Fersensitz? ☐ ☐ ☐

Schiebt Ihr Kind das Wasserlassen möglichst lange auf und hat
dann überstarken Harndrang? ☐ ☐ ☐

Wenn ja, in welchen Situationen? _____

Besonderheiten

Besteht ständiges Harnträufeln? ☐ ☐ ☐
Kommt es nach dem Gang auf die Toilette zum Harnverlust? ☐ ☐ ☐
Nimmt das Kind das Einnässen wahr? ☐ ☐ ☐

Harnwegsinfektionen

Hatte Ihr Kind schon einmal eine Harnwegsinfektion
(Blasen-, Nierenbeckenentzündung)? ☐ ☐ ☐

Wenn ja   wie viele? _____

           mit Fieber? ☐ ☐ ☐

Stuhlverhalten

Neigt Ihr Kind zu Verstopfung? ☐ ☐ ☐
Kommt es bei Ihrem Kind zu unkontrolliertem Stuhlgang? ☐ ☐ ☐
           Stuhlschmieren ☐ ☐ ☐
           Einkoten ☐ ☐ ☐
Wenn ja, war Ihr Kind schon sauber? ☐ ☐ ☐
           wie lange? _____
           in welchem Alter? _____
An wievielen Tagen pro Woche kotet Ihr Kind ein? _____
In welchen Situationen? _____

Verhalten

Falls Ihr Kind schon einmal trocken war, sehen Sie einen Zusammen-
hang mit einem bestimmten Auslöser für das erneute Einnässen? ☐ ☐ ☐
Welche(n)? _____
Tritt das Einnässen mit Stress und Belastungssituationen
häufiger auf? ☐ ☐ ☐
Welche? _____
Ist Ihr Kind   leicht ablenkbar? ☐ ☐ ☐
           zappelig? ☐ ☐ ☐

		Ja	Nein	?
Zeigt Ihr Kind	Konzentrationsschwierigkeiten?	☐	☐	☐
	Unkontrolliertes, impulsives Verhalten?	☐	☐	☐
Reagiert Ihr Kind mit aggressivem, trotzigem, verweigerndem Verhalten?		☐	☐	☐
Zeigt es Schwierigkeiten, Regeln einzuhalten?		☐	☐	☐
Schätzen Sie Ihr Kind als ängstlich ein (z. B. in bestimmten Situationen, bei besonderen Personen)?		☐	☐	☐
Ist Ihr Kind traurig, unglücklich, zieht es sich zurück, meidet es Kontakte?		☐	☐	☐
Hat Ihr Kind Schulleistungsprobleme?		☐	☐	☐
Ist die sprachliche und körperliche Entwicklung verzögert?		☐	☐	☐
Welche sonstigen Probleme zeigt Ihr Kind? _____				
Leidet Ihr Kind sehr unter dem Einnässen?		☐	☐	☐
Ist Ihr Kind motiviert und zur Mitarbeit bereit?		☐	☐	☐

Dieser Plan gehört:

_____

Mein Zeichen für „nass" ☐

Mein Zeichen für „trocken" ☐

Wochentag	Toilettengang trocken oder nass
Montag	
Dienstag	
Mittwoch	
Donnerstag	
Freitag	
Samstag	
Sonntag	

Sonne-Wolken-Kalender

Dieser Plan gehört: _____

	Mo	Di	Mi	Do	Fr	Sa	So
1. Woche							
2. Woche							
3. Woche							
4. Woche							

Ratgeber

für Betroffene, Eltern, Lehrer und Erzieher

Die Ratgeber bieten Informationen über das jeweilige Störungsbild, seine Ursachen und die Behandlungsmöglichkeiten. Außerdem werden konkrete Ratschläge zum Umgang mit der Problematik in der Familie, im Kindergarten und in der Schule gegeben.

Band 3

Franz Petermann / Manfred Döpfner / Martin H. Schmidt

Ratgeber Aggressives Verhalten

2001, 39 Seiten, € 5,95 / sFr. 9,80
ISBN 3-8017-1452-7

Band 4

Alexander von Gontard / Gerd Lehmkuhl

Ratgeber Einnässen

2004, 69 Seiten, ca. € 6,95 / sFr. 12,–
ISBN 3-8017-1454-3

Band 1

Manfred Döpfner / Jan Frölich / Gerd Lehmkuhl

Ratgeber Hyperkinetische Störungen

2000, 48 Seiten, € 5,95 / sFr. 9,80
ISBN 3-8017-1368-7

Band 2

Manfred Döpfner / Gerd Lehmkuhl
Dietmar Heubrock / Franz Petermann

Ratgeber Psychische Auffälligkeiten bei Kindern und Jugendlichen

2000, 73 Seiten, € 7,95 / sFr. 14,80
ISBN 3-8017-1374-1

Band 5

Fritz Poustka / Sven Bölte
Sabine Feineis-Matthews / Gabriele Schmötzer

Ratgeber Autistische Störungen

2004, 64 Seiten, € 7,95 / sFr. 13,80
ISBN 3-8017-1633-3

Band 6

Andreas Warnke / Uwe Hemminger / Ellen Plume

Ratgeber Lese-Rechtschreibstörungen

2004, 40 Seiten, € 5,95 / sFr. 10,50
ISBN 3-8017-1635-X

Hogrefe

Hogrefe-Verlag

Rohnsweg 25 • 37085 Göttingen
Internet: www.hogrefe.de